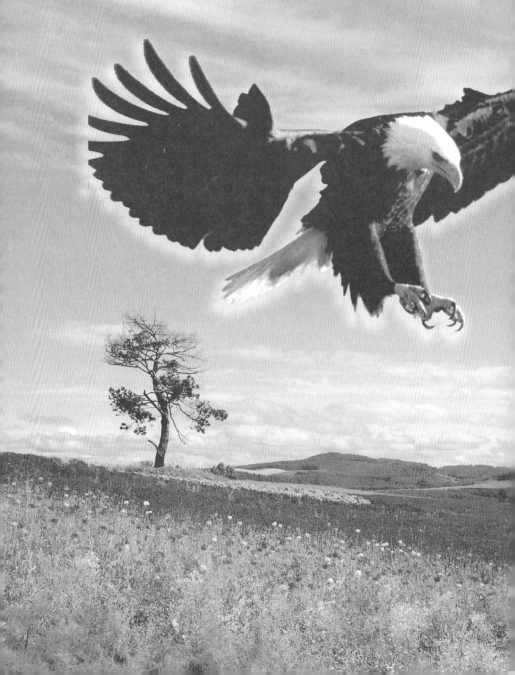

大展好書　好書大展
品嘗好書　冠群可期

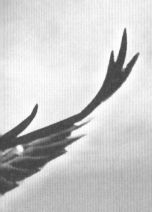

大展好書　好書大展
品嘗好書　冠群可期

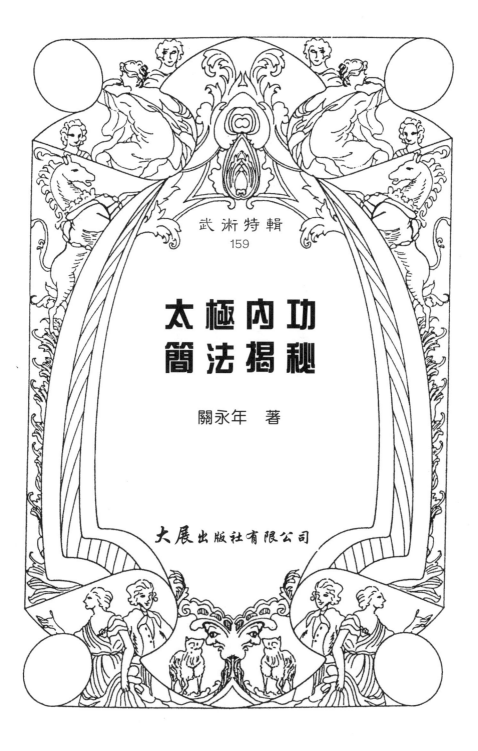

武術特輯
159

太極內功
簡法揭秘

關永年　著

大展出版社有限公司

題贈姜永先生

弘揚太極養生求
推進全民健身潮

徐才

徐才先生題詞

精氣神

夫三才者天地人也乞曰三寶日月星也有三寶水火乞人有三寶精氣神也煉精化氣煉氣化神煉神還虛煉虛合一精明氣壯剛神也來矣也賀

昌滄先生題詞

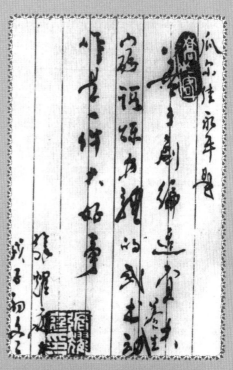

張耀庭先生題詞

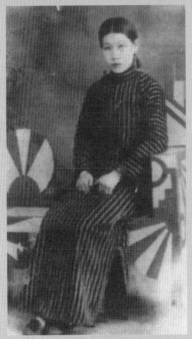

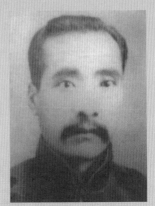

李星階大師

作者母親像

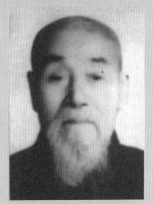

趙中道恩師

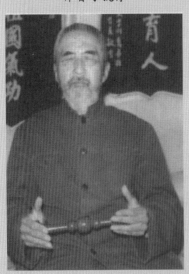

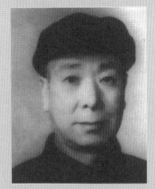

作者之父在練太極尺閉目養神功

胡耀貞恩師

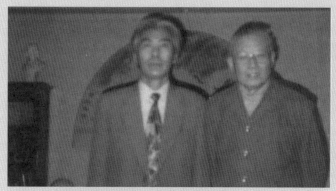

與原國家體委副主任徐才先生合影

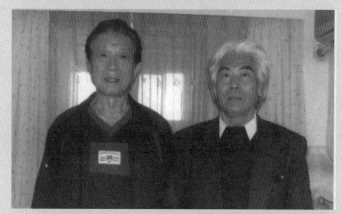

與中國武術研究院原院長張耀庭先生合影

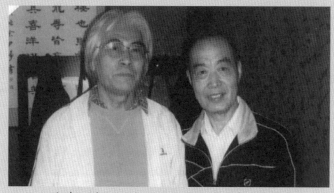

與中國武術研究院原副院長張山先生合影

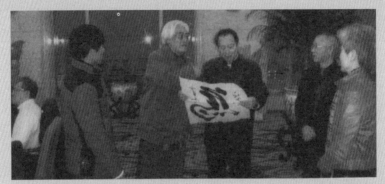

與韓建中教授合影

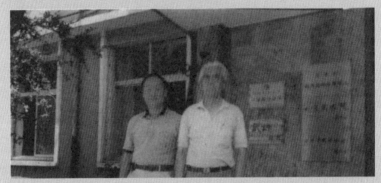

與北京武術協會原副主席兼秘書長毛建新先生合影

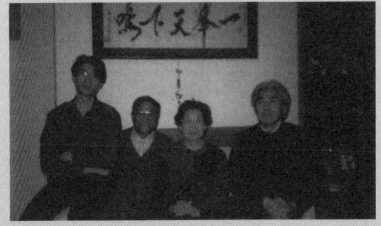

與胡耀貞恩師之女胡月仙(老中醫)全家合影

目　錄

太極柔術健身益壽法精選

太極大道至簡至易，蘊含深廣哲理。太極拳的各門各派均有內功，但很少有人認識到內功法的實質，故依從於越來越多的拳架套路，以此為技擊為功夫，其實難免多有誤解。

太極柔術大家趙中道恩師是119歲無疾（無痛）而終（坐化）的，在武術方面也當屬泰斗級的內功大師了，曾強調技擊上「不怕千招會，只怕一招靈」，在養生方面同樣主張從簡便之勢入手，乃至大成。

《形意六合拳論》和《守洞塵技》手抄本中也可說是全篇側重提及依簡法、簡式操練內功修為。

基於趙恩師古本遺著及授功賜教的墨筆遺稿，以及吳圖南大師對「太極功」之法的見解，對我影響至深。

再者，胡耀貞恩師傳授筆者「子路太極」時也強調簡易操練法，加之我數十年練功和教拳經驗的總

結，綜合構思創「減法」（簡易之法）操作之式，以方便習練者於日常生活中選擇適合自己的式子堅持以恒，順利見效。

以下諸多練功方法均是首創，其中較為珍貴的是筆者數十年苦功所拍「功照」身勢身法，望各界熱心讀者細心體察，認真探索，以求汲取其中精華。

學者當以模仿功照為主正確入道或提高。其中文字與功法操練之秘訣為關鍵性的補充文字，均係作者本人數十年練功體悟及教學經驗總結，是安全無偏的健身益壽之法。

第一式　踢腿委中求

中國醫學主張踢腿委中求，以去腰腿之疾患。

◆ 姿勢

一腿站立，另一腿提起，大腿與軀幹角度稍大於90°，將順側手的四指觸腿彎處的委中穴。

◆ 操作法

先前後撮摟數下，以站立之腿能穩住勁為法度。隨後以手推腿踢至似直為度，隨起腿，隨推去，摟回，以摩擦委中部位。反覆操作（圖1—圖3）。

每起腿向前上踢出，輔以手的扶推，直至腿直狀態，稍定以練獨立支撐腿的耐力，然後再回落其腿，其手隨之回來，為摟勁。此為一回次數之運動法。

還可根據環境條件起落腿，當落步時向前行走，而操

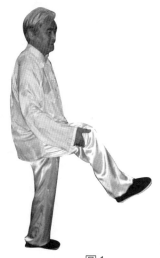

圖1

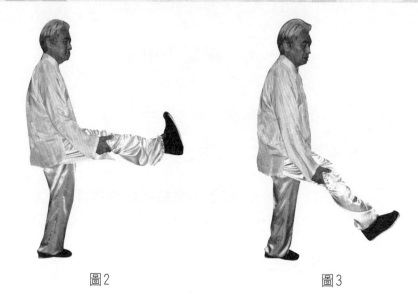

圖2   圖3

練之。左右、右左之雙腿可輪換進行。

◆ 要點

　　骨骼病重，行動不便者，體極弱站立不穩者，以及因血壓不正常頭暈者，免操練，可以平坐式代之而坐練。

◆ 口訣

　　腰腿之患委中求，踢腿推勁向前上，
　　回落之腿四指摟，反覆起落慢點做，
　　另足立穩要當先，雙腳互換練法然。

第二式　紮衣三體功

◆姿勢

弓箭步式，左腳先向前邁出一大步，同時屈膝下蹲，雙掌分前後出之，含護身勢，雙掌前後、左右、右左顧盼呼應之。

◆操作法

以前出之掌的食指尖領後手，雙手相合成一股勁領身勢向前攻進，同時雙掌向前上撮、按勁而出。

◆勁法

身勢向前攻進以後右腳踩蹬，內氣下沉而節節貫注，向上返至雙掌指，並以十指端合力領動身勢而移動身體，向前弓進為發勁勢。回坐身勢含吸意，含蓄如捕鼠之貓的狀態（圖4、圖5）。

◆技術要點

身勢含「五弓」支撐八方，發勁體合集中一點，快速「寸」動而發用之。練之初，自然站數分鐘，以

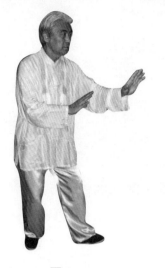 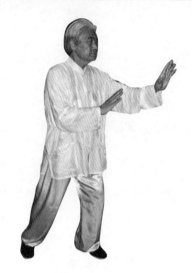

圖4　　　　　　　　　　　　　圖5

無極而太極之式，並以靜待動身體內外高度統一，為
好，為妙。

◆口訣

養生紮衣並三體，前出之掌呼為用，
後回雙掌吸為蓄，先顧後發合一力，
提神貫頂內勁衝，主力後腿弓於膝，
勢之平穩內氣沉，支撐八方意在先。

第三式　雞形樁

◆姿勢

雙腳橫開，雙腳腳外緣間距與肩同寬，兩腳掌平均著力，圓襠，身體重心垂線與會陰穴垂線重合，屈膝下勁，同時沉肩墜肘，十指向下，寬胸，勞宮穴以意照肺，呼吸舒暢而下氣。定住神氣，延時練功。

◆操作法

周身集氣滿感，雙手下落，並屈膝下勢，移意於中焦，俯首收頜神內斂，延時練功。站一段時間後，待腿力增強，再轉入「高強度」下焦之練勢，雙腳間距適度加大，雙肩及掌指均下移，膝關節角度應成大於90°之勢，以保無「死」角（圖6—圖8）。

◆要點

整體力量下達如樹生根，圓臂、垂指、展掌，展掌主於下溜勁，肩井穴伴其下氣，形與神意相合一。站活勁勢，要上虛下實，以不累不喘為養練法。勿勞練損耗傷內。

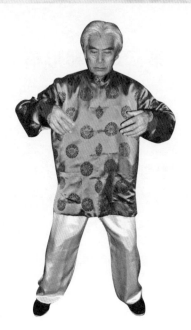

圖6

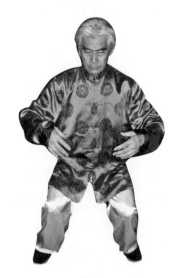

圖7

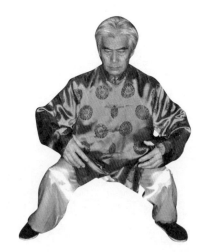

圖8

◆口訣

身姿中正周天通，雙手下垂肩井鬆，
陰氣下達湧泉穴，陽氣上升心腎交，
雙手下垂小指領，兩臂圓撐勢得力，
三田相顧三焦清，心火下降津液增，
太極相合能量顯，樁功耐力氣血行，
身輕如燕再苦練，不太費力長真功，
否則強努生損害，定樁騰挪含預動，
健康福壽不老松。

第四式　太開合功

平日練功有素者在身輕體健的狀態下，可加練此「太開合功」。雙腳前後開立，跨度以不費力為前提，儘量開胯放大步距，襠勁也隨之下達適度，手之圈與含勁之力度也當緊密配合而跟上，起承開合深含太極運勁如抽絲之道理。

向前探身攻（弓）進，以後腳跟為力源；向後回坐身時，前腳尖勿翹起（出於偏重養生的考慮，筆者在《太極內功養生術》著作中，多採用「起落步式」）。此太開合法，則側重於太極推手大小開合善變的懂勁功夫。

◆ 姿勢

取「弓箭步」大跨步式，以前弓身勢和向後穩坐身勢時，兩腳能保持全腳掌底面與地面結合，穩而不偏虛為適度。

◆ 操作法

開步重心坐在後腿（左腿）之上，雙掌下落，十指上翹，腕根內側貼靠腰腿間，丹田合抱有如虎出洞

之前夕。隨後雙掌外圈向前、向上推出，虎口互對，相距尺以內，稍停，再回坐身勢，雙掌含曲線向下扣摟至胯側，按住內勁，其勢停而意不停（圖9─圖11）。

操練數分鐘，輪換前後之步勢，操練法同。

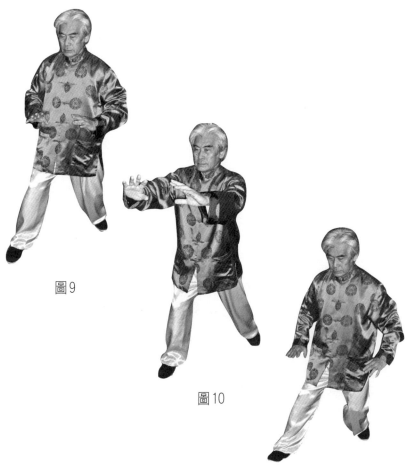

圖9

圖10

圖11

◆ 勁法

向前攻（弓）進，拳論曰：「行氣如九曲珠。」後足踩蹬節節上貫，提頂而內勁增，直至掌指。雙手掌圈至將近終點之際，即速發出整體集中一點的作用勁力。

此處言及「勁力」，它含內功之勁與「六合」之力的合力，瞬間寸動而發。回身坐勢，丹田吸勁促身勢向後移坐，要含「活勁」勢，非死角之力而坐也。雙掌回圈勁，掌指含按摟的混合勁力，至終點，又為採按之勁力。

◆ 口訣

太極開合利推手，引進智取係正宗，

開合呼吸促代謝，代謝正常利健康，

丹田呼吸帶體功，內外統一妙趣生，

臟腑調和氣血行，健康生存是真理，

氣感生成不理它，定心練功得正果。

第五式 智能找準度

北京勞模張秉貴師傅以精湛的高超技能抓糖代秤，極為準確，分毫不差。

在太極拳中，也很講分絲毫釐的準確度，是由大到小的「微」調運用法。

◆ 姿勢

雙腳間距與肩同寬或放大些，雙腳掌平均著力，含神於掌心。

◆ 操作法

雙手十指以點觸接探聽氣的虛實，氣弱者產生顫動，如有意鬆接的適當也同樣發生「抖動」。待顫動平復，再左右展開雙臂，保持雙臂屈曲，稍定，但其內意勿停，隨即再「合十指」，此為一回次。可重複習練，時間5～10分鐘或更長些（圖12、圖13）。

◆ 功效

易集中精神，符合入靜「意守」原則。對整體健康有利，對增強腦神經調節臟腑的功能和提高智力有

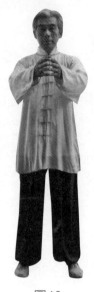

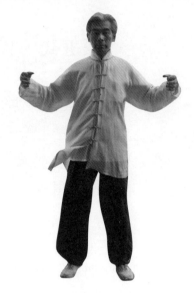

圖12　　　　　　　　　圖13

良好作用。

◆ 口 訣

人腦如海取不盡，常學常用智慧增，

精明強幹含其中，張師抓糖準而靈，

多虧平日勤練功，否則怎能受尊敬，

人之行為走正道，終有善報受尊崇，

養練結合心理平，不愁健康及益壽，

技術精良易取勝，智慧不開偽品生。

第六式　太極尺順氣開胃法

◆姿勢

雙腳平行而站，體態鬆靜自然，持太極尺橫置於胃脘心窩部，抵住勁，呼吸自然。

◆操作法

雙手合力集中於尺的中心球，自上向下推滾之，直至臍下部。自此處向上提至起點處，再向下推之（圖14、圖15）。

◆勁法

尺之球觸推體表時應稍有壓力，以感覺不太疼痛為度。胃潰瘍患者，勿選此法。

◆口訣

排濁打嗝出虛恭，我可消食把水化，
消化吸收均好轉，以養為主潰瘍消，
精神療法很重要，促進任督脈絡行。

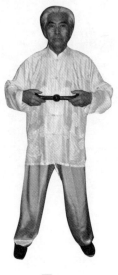

圖14

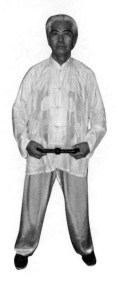

圖15

第七式　推下摟上調脾胃

◆姿勢

雙腳左右開立，相距同肩寬，腳掌平均著力，目視前方。

◆操作法

虎口相對，雙拇指貼扣在心窩胃脘處，定住意念，帶有按勁向下推至腹下恥骨處，稍停，再以左右雙手的六指（左右手小指、無名指、中指）合力向上摟之（圖16、圖17）。

下行要快於上摟，壓強下推重於上摟。有開胃通氣之效能。

◆要點

飯後1～2小時操練為宜。飲食過飽和饑餓不宜練功。練功後可飲少量白開水，以暖胃，同時稀釋血液，利循環。

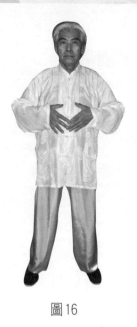

圖16

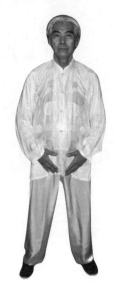

圖17

◆口訣

有利臟腑順內氣，酒後過飽勿練習，
仰臥防寒可以行，打嗝虛恭好現象，
有利泌尿及強陽，潰瘍潛血應免做。

第八式 開合拍掌功

◆ 姿勢

雙腳左右自然開立，雙手心相對置於腰胯前方，虎口相對，十指向下，相距要寬於兩肩，雙手如輕輕扶抱氣球，稍定。

◆ 操作法

意想氣球膨脹兩掌隨之控意而開大，勿停即拍合，同時自然發出拍掌的聲音，此時為實，之後掌指含鬆意，再展開，再拍合，如此反覆練習。

◆ 勁法

拍合速度稍快些，兩掌展開之際，雙手指內曲放慢而拉氣，猶如拉手風琴，含有阻力感。按太極講屬於「運勁如抽絲」，雙臂圓張，含圓滿感（圖18—圖21）。

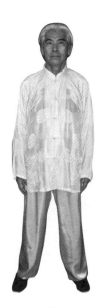

圖18

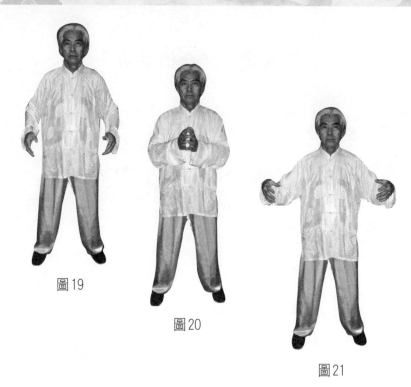

圖19

圖20

圖21

　　還可以在開時吸氣，合掌時呼氣；同時，可配合
下肢隨兩掌開與合而微微升、降身勢，其動度在1～2
寸間。

◆口訣

　　站定無念把功練，心體相隨要統一，
　　時間次數勿勞倦，氣血暢通必無害，
　　震盪運動混合練。

第九式　虎掌

◆ 姿勢

自然而站，沿邁腳側45°方向向前邁一大步，雙腳前後相距尺半或二尺許。

◆ 操作法

在邁進前步的同時推出雙斜立掌，虎口相對並相合一力，同時弓進前腿，並配合後腿的蹬踩勁出掌至終點。

◆ 勁法

心懷狠、準一氣而作，圓襠沉腰下氣是椿功之要義。勁力發至極處，定住內勁，勢停勁蓄，以丹田吸意回坐身勢，雙掌也自然隨之而回，動度宜小以抱合丹田之氣，不使身勢散而無主。

後坐身勢，前腳尖隨之翹起，弓進時，禁後腳跟離地。如此反覆攻進，坐後，次數自便（圖22、圖23）。

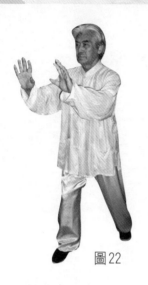
圖22

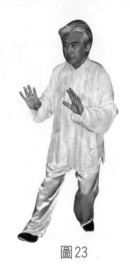
圖23

◆要點

　　此勢勢簡理深。可以鬆柔化勁之勢而為之，全身感到鬆快時，以柔中含剛、棉裡藏針的活性勁練習。似「太極抱虎歸山」和「形意虎形」。

　　在應用的一瞬間發「寸勁」，即指觸彼方之胸探聽，含撮勁斜立全掌而加速合力發出，撮按推發在「瞬」間。左右步式輪換，掌之動作相同。

◆口訣

　　前弓後坐丹田為，中正主腰忌傾斜，

　　呼吸自然順生理，動伴樁功意氣下，

　　身勢柔和氣場抱，虎視眈眈在內功。

第十式　太極筒鬆靜法

氣功健身或愛好內家武術者均應以「鬆靜自然」的指導原則鍛鍊身體，以確保無偏而健康，增長正宗的功夫。

筆者在長期教學過程中，不斷總結實踐經驗，發現以太極筒代替太極棒或太極尺，能促進勞宮穴出汗和微妙的呼吸通氣之功能。

今介紹平坐式展字訣之練法，其特點是動度隨心意，心神舒而體靜，有靜自然能鬆，能鬆必能沉得下。有鬆自能展，舒展二字要當先。

◆ 姿勢

取平坐，膝關節角度大於90°，雙手持筒，扣握筒之兩端，橫置於中脘間或膻中穴上方，距中脘尺許。

◆ 操作法

自中脘處向下沉落至極，再返上至原起點處為一次，如此下行出筒和上行回筒（圖24、圖25）。操練自5分鐘為始至10分鐘。

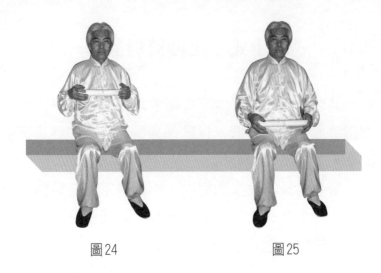

圖24　　　　　　　　圖25

◆ **勁法**

　　向前上托起復原位或再高遠些均可，當托至極點時，要有意延長停留時間，以集勁力，勁力至滿，即從速下落，落時是以兩臂追隨筒的落下而下落，猶如高空墜物。

◆ **口訣**

　　勞宮持筒鬆又輕，自由動作隨心行，
　　勿拘尺度與距離，下落拋物也省心，
　　舒展暢快自當先，無形無相一氣遊，
　　全體空洞是真理，萬事以恒得勝利。

第十一式　捧扣尺三盤功

取太極尺或太極筒均可練此套功法。三盤為清理上、中、下三焦，使水上、火下、心腎交泰。強壯下椿，增腰腿之力量。

◆ 姿勢

雙腳左右開立，間距與肩同寬或更寬些也可。兩手手心相對捧扣太極尺，初習守中心球，撐尺與自身合上勁力，靜守一會兒，待全身有統一感，以備練動作。

◆ 操作法

以雙手合力向下行落，並以「寸動」領身下蹲直至極處，太極尺距地面尺許，靜守一會兒，然後提頂起身，為一次。稍停，含歇息之意。

◆ 勁法

名為強力，也要全體放鬆而操動，如負「重」似起非起，是以鬆沉的內勁而做，含有「千斤頂」之勁勢（圖26—圖29）。每次練習10分鐘就夠了。青壯

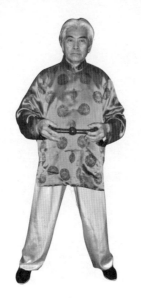

圖 26

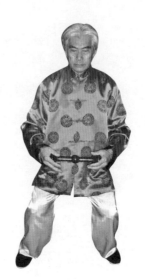

圖 27

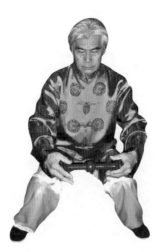

圖 28

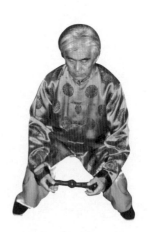

圖 29

年練習也勿超過20分鐘。總體以不違形意「六合」強身健體為原則。

◆ 口訣

太極運尺三盤功，上焦中焦及下焦，

清清臟腑強腿力，強心健腎把腰固，

形鬆意緊出真功，真功氣力周天行，

主於內功兼外動，動靜結合防弊病。

第十二式　合掌加力顫抖功

◆ 姿勢

將雙手勞宮相對合，自然靜立，萬念皆無，全身展放呈自然鬆靜態。此功極易練出筋骨之內力。

◆ 操作法

雙掌相對合實並加力，在能以全然鬆弛的前提下發生顫抖，同時沉腕還能產生上下的升降震動，在這一過程中有拔長十指關節的效果，且稍有疼痛（圖30）。

◆ 功效

對腕關節肌肉群有良好的拉長作用，增強腕關節的活力。對自然鬆胸、呼吸，均能起到良好的作用。

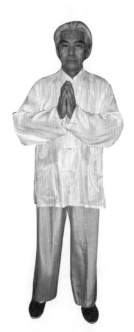

圖30

◆口訣

行止坐臥均可做，方便簡法隨時行，

冬季操練身體熱，養心安神功效得，

指腕增力調氣息，心情舒暢定神氣，

遍及全身都在動，真是一動率萬動。

第十三式　丹田混元捧扣尺大轉功

守住丹田練內功，以中丹田為核心、為動源。此功法要求步式極力放大，但以不失中和為度，前弓和後坐身勢，要與所持太極尺或太極筒密切配合。

此功是適於青壯年高強度求功夫的練法。身體不便者，勿勉強。

◆ 姿勢

持太極筒或尺置於臍下方，距臍寸餘；向前開邁一大步，全腳掌著地，重心在後腿，後實前虛，勁力分佈前腿2分後腿8分。

◆ 操作法

雙手合一，向前下徐行，再向上（此時平胸際）雙臂似直，再回轉，距胸約20公分，再向下運行直至起勢（圖31—圖34）為一圈次。

隨手前出而弓進身勢，回手後坐身勢。後坐時前腳尖也可稍翹起，距地寸許。

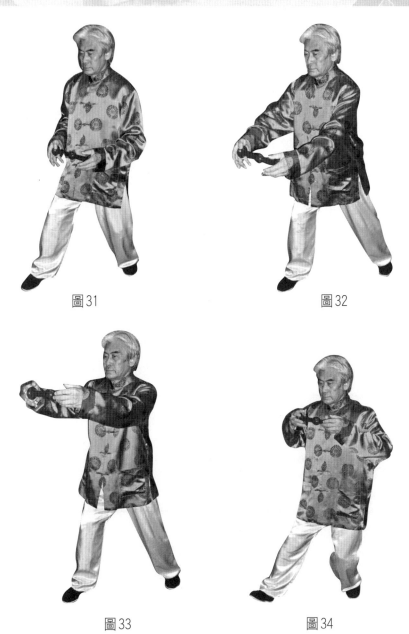

圖 31

圖 32

圖 33

圖 34

◆ 勁法

雙手向前出要領身勢，同時均勻向前弓膝，向後回坐時提項領，立如秤穩，係整體勁力，捧尺轉動中含方，前出含擠勁，向上為掤勁，回坐身勢為捋勁，向回落下為按勁。

方為用點，柔中圓轉的圈中，棉裡藏針，不顯於外。目隨尺走，含神不外視。整勁力集中，不散。

◆ 口訣

丹田混元及全體，圓轉自如不顯方，
意氣混元方內含，整體運勁強腰腿，
開合有致呼吸和，跨步之大無僵滯，
太極推手基礎功，靜樁勁活易化境，
身高肩寬以簡練，持簡得力效果顯。

第十四式　推掌找勁功

◆ 姿勢

預備勢將雙手垂指，意虛前腳跟並使腳掌著地，重心自然落於後腿。

◆ 操作法

揚起十指改為掌形，向前隅角邁進一步時，重心前移，雙掌向前上方推出（圖35－圖37）。

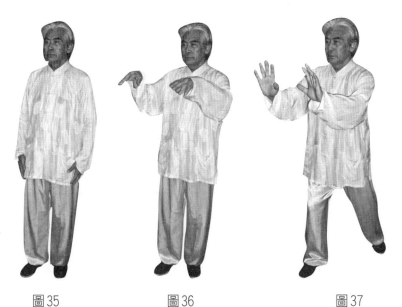

圖35　　　　　　　圖36　　　　　　　圖37

返回時，步式原地勿動，雙手回勾，重心也回坐，再如上法展掌前推，並重心前移成弓步式，如此反覆練功。動度在半尺以內或2～3寸間。

◆勁法

揚指突腕，大小魚際要以手指向上揚，領勁突掌，雙臂隨之蓄勁於向前推出的掌指，全神貫注。

◆時間

自初習5分鐘，延至20～30分鐘，以不倦為好。包括前後腿的更換，操作法相同無異。

◆口訣

面向隅角自然站，雙手勾提背為掤，

向前邁步並出掌，掌之終點發寸勁，

自身之合始如意，稍定落回再次為。

第十五式 太極筒與樁功

任何一種事物都是矛盾對立統一的，有得必有失，顧此而失彼。

準確的規範要求，應當「無過不及」方為正確。道理如同一部精密的高級汽車，同樣要跑路，又輕快、又省能源算是標準合格的品質，適當時候也要去加油，以補充能源。若汽油的品質高，二者結合，方能如意達標，無過不及。

站樁姿勢規範等於少耗氣血，再配以高品質的練勢運勁功法補充，則妙哉。內外二功均合法度，就便於提高「功勢」而上層次。所謂「勢」，即內外相合氣旺神足始顯現的「氣勢」。

現分述三種以功帶勢講究結構的練勢。

上勢樁

◆姿勢

雙腳平行站立「五弓樁」高勢樁，展圓雙掌及兩臂，意想內圈側有一氣球與臂之內側環相吸合，不即不離，中和處控之。

心神專一，意不它施。其周身之氣勢貫圓，含「五弓」勁勢。

◆要點

左右開步之距寬於肩，腳趾稍內圈，成微八字形，如此旨在使兩後腳跟的受力稍大於兩前腳掌（圖38）。此為高勢位之練勢。

中勢樁

按上述「五弓樁」練習 100 日，待內氣充足些，蹲身下勢，頂天立地，上下貫通，氣勢圓滿，內氣自抱而合，形成整體的圓滿內勁，而貫滿全身整體，如氣球充足一樣，無微不至又無堅不摧；兩目平視前方（圖39）。

下勢樁

當氣更充足些時，進一步再下些勢都不覺吃力，到以此為樂的階段，還可蹲身，再度下些勁勢，雙掌指時有氣滿感，並以指掌之意念照射胸腹間，整體抱氣，如中流砥柱，有力大無窮感；目視前下方45°，含神於內（圖40）。

三種樁意氣下達生成的主力，對推手應用能起到

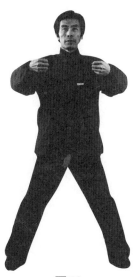

圖38

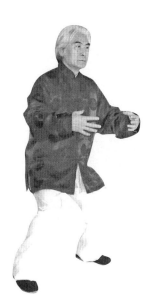

圖39

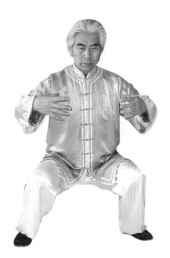

圖40

事半功倍的積極效能。

◆ 椿功口訣

椿功優美氣勢合，腳跟腰軸把身托，
立身中正氣血和，不倦不累為原則，
椿功筒功如和麵，均勻透徹體鬆感，
鬆功一現利內靜，動靜剛柔含體中，
椿功分清體陰陽，雙腳負重不為病，
不明陰陽糊塗蟲，不得巧法怎正宗，
由內及外神氣足，氣達神完架勢威，
行拳走架顯神韻，無功凸凹失衡現，
一陰下達返陽剛，陽剛活勁推手靈。

　　太極筒與椿功配用的要求：在直接從事椿功，能
以靜而得力的前提下，可以延時練椿功；若不易入
靜，再配以外動的太極筒功法，以促進椿功順利渡過
難入靜之關。

內功養生方法談

　　筆者曾研習過蔣維喬先生的「因是子靜坐法」。「因是子靜坐法」側重調整呼吸的練法，習靜而養氣安神，以盤坐靜極生動，動極復歸於靜、淨而入定。素有功根者，以坐雙盤法為高強度中的最佳選擇，但雙盤膝坐法難度大，常人不易為之。

　　胡耀貞老師和太極柔術大家趙中道恩師均主張先天氣功的練法，以無弊端可生。以動制靜，以意制心，以心制身，身以禦氣，砥練先天元氣，氣以積養而壯體。

　　以筆者研練和授功的經驗，總結創造出「草盤」坐法，適合習武者練習。此法平穩，呼吸易暢，緩解盤坐式的難度及勁力，屬「中性」法則。

操太極筒之動之入靜

持太極筒更易鬆靜，以其方法之動而滅雜念，以一代萬，以動待靜，歸丹田養生之道。當妄念起，即以尺或筒之動，能很順利地轉為靜而淨而定。勿專注呼吸法，也不要以靜念除不靜之念。

慾除則越會妄念橫生，當注意警惕之，以保順利安全入靜為要。

◆ 姿勢

五心朝天雙盤膝坐式。兩手勞宮穴扣握筒之兩端，自然落在雙腳之上方部位。

◆ 操作法

坐穩感到較靜，就意守筒體的光亮度以開心竅或意守臍下一寸二（趙師稱此處為「太極丹田部位」。習者中指中節為一寸）處並隨之閉目養神。

當不能靜守之際，雙手將筒向上提升至2～3寸，並在其間做上下升降的動作，如有「氣感」就配合丹田之氣的升降，而伴筒同步運動之。

當轉入內外俱靜態，就復落太極筒練靜態以靜養

修身，操練時間一般控制在40分鐘以內（圖41）。

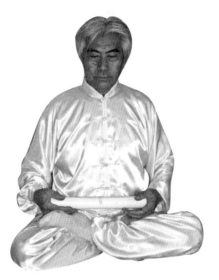

圖41　扣握太極筒之動與入靜

雙盤膝靜坐養生

◆姿勢

雙盤坐定，全身放鬆，全體重心下達於坐處，頭頂與會陰成垂直之意念，下頜內收，舌尖上抵，以增津液；雙手掌疊合，大拇指相觸（圖42）。

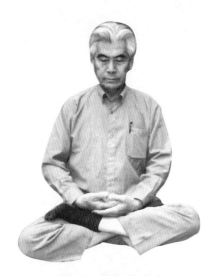

圖42　雙盤膝坐式

◆操作法

重心下達，即守坐部之重量感，以一念不生為

佳。當外界聲音打擾時，定住心神練功夫以恒，不理會它，一會兒即可消而入靜。或用隨息法轉念轉靜淨法：坐定，「心息相依」，聽息隨息，感覺到呼吸的出入極輕微和順息的出入無比之暢快，不時即可「忘」息。延時練至1小時以內為適度，可根據個人情況體驗之。

尚有一種「合掌」練法。雙盤坐式，將雙手「合掌」，拇指向內，與呼吸氣接連，聽息之出入的感覺，以收視返聽。也可忘息，雙掌根互為加力，練筋骨的內在力量，以強兩臂的圈脹力。注意加力過程中勿使胸肌產生緊度（圖43）。

為緩解上肢疲勞，也可按圖44之法將雙掌背放在膝關節上方，還可同時改成「自然」盤坐式。

◆ 靜坐口訣

持筒排雜易於靜，安全可靠順利得，
其他方法時日長，有無偏差在個人。
盤坐莊重心泰山，四平八穩易靜功，
隨息微微清心神，下坐伸腿放鬆筋，
把握專一勿疑慮，動靜配合自安然。
息息出入隨自然，身穩息靜應當先，
合掌加力要適度，內外相合氣體流。

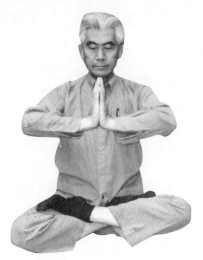
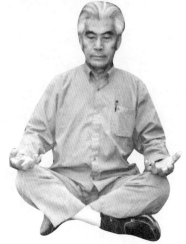

圖43　就坐合掌式　　　　圖44　自然盤坐式

寬鬆上肢穩穩坐，下肢不變同樣可，
同時並舉也可以，因人而異自選擇，
初習也可自然坐，定靜適應改雙盤，
不必顧慮效果何，要知內景就一個。
余坐硬席花磚地，多虧從小始練習，
身體不適須加墊，否則影響內功進。
老者盤坐勿勉強，合掌運勁含虛空，
陰陽虛實復太極，太極一氣利心身，
養生安神止觀理，健康益壽享天年。

太極球隨意動法及其秘訣

太極球之術與太極推手術，整體勁路實用變化靈敏度高，左顧右盼支撐八方，應是密不可分的內在和外在的互為、互促的因果關係，練法動向以隨心為基本規則。今奉獻功法及球法秘訣，以便更好地練好內家球功及推手術。

◆ 球功秘訣

太極球體有重量，木石鐵球三大項，

站練為主坐也行，掌指揉球增主力，

坐練空揉應加力，太極推手陰陽變，

剛柔相濟各參半，陰陽互根永生長，

勁力不斷如長江，站練提頂和吊襠，

立身中正體安康，太極修煉意氣功，

非以拙力把球揉，柔剛相濟變其中，

得機得勢有發力，力點得中瞬間為，

初習球功有濁力，心想事成練鬆功，

久之道達始隨意，妙趣橫生自在能，

趙師傳法獨無二，探求真理一大宗，

明名真師極難求，真得開悟在苦功，

咱師點竅得正宗，加之苦練始合成，
否則招法少內功，前後動作腰主宰，
丹田混元氣成團，兩者相合內外連，
前成攻勢後足蹬，丹田氣作為呼功，
回坐身勢丹田吸，意氣混元增大力，
上下相隨整體行，球身特點易專一，
身意靜極出功力，功到自然有成就，
整體統一妙無窮，偽師授式凸凹現，
動靜不合手不靈，忽悠沒譜偽劣生，
育人無方怎成形，球身分離內勁脫，
一為無傳二欠悟，自攢方法百醜出。
半瓶不滿上火線，時間一久被戳穿，
善學善攢要為先，否則無成必現眼，
練法失竅難上道，笨鳥先飛心要誠，
雕蟲小技不必取，大道簡單是為理，
太極懂勁使球轉，傳動球法運沾連，
黏隨尺度合即出，球人合一妙難喻，
內功得竅自能解，顯功搭手於瞬間，
指觸球體隨之動，火候不到仍顯濁，
得機得點方始用，把握真理博眾長，
積久定生大飛躍，總有一天必大成，
我用自動法更生，功夫無息法自通，

球之動轉整體跟，手疾眼快合武功，
術之變化永無窮，生生不已才真功，
若問太極何為準，意氣為君骨肉臣，
終歸目的安心在，動靜無偏不老松，
一身知識勿早忘，多做貢獻多善行。

注：隨心揉動，乃在於脫規距而合規距。初習為
「沾隨」，在久練之下有「鼓蕩」之動，自然出現
「黏隨」的感覺，有內氣流動，週而復始起按摩肌體
的作用。

作者在講授太極球練法

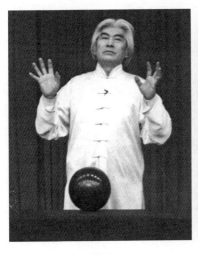

圖45

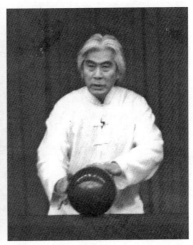

圖46

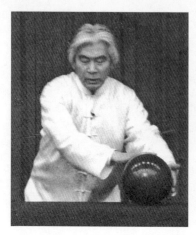

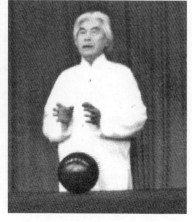

圖47　　　　　　　圖48

作者在教授美國習練者太極球功

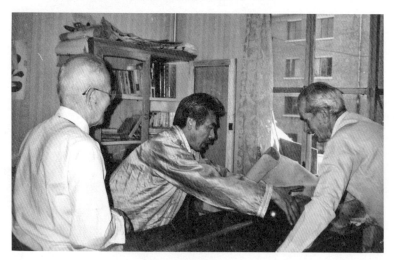

圖49

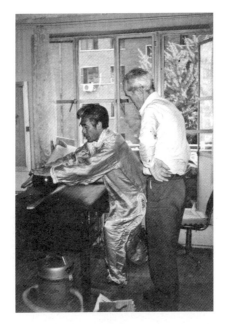

圖49

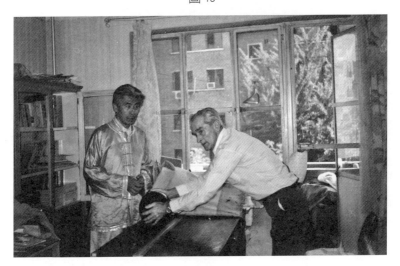

圖51

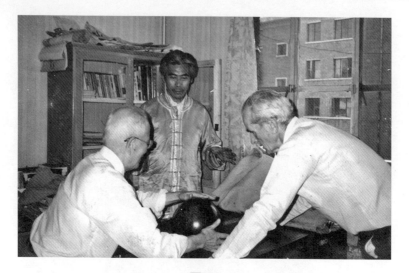

圖52

太極心法66式

1. 無極勢

練法：自然分立而站，一念不生，心靜練功，無
極而太極（圖53）。

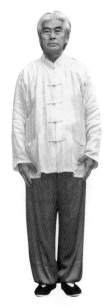

圖53

2. 灌 頂

練法：雙手外翻並向上升起直至過頭，勞宮相對，十指迎領太空浩然之氣而灌入百會，動勢稍停而虛靈頂頭懸，以意通玉枕有利頸項，同時尾閭沉勁，有利椎體的拔長，以保中正安定之身勢；雙臂啟動至1/2高度時，其息為吸（圖54）。

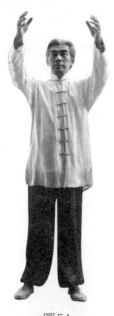

圖54

3. 太極勢

練法：以上、中、下三丹田為功屈膝下勢，雙掌

隨之下落至腹部下方，同時氣勁自百會直達湧泉並沉入地下如樹生根，上虛下實，陰陽相合。

以自身之合行拳作勢謂之「太極拳」，符合拳論心者為君主之官、以心行氣乃壯骨、由內及外之練法。雙掌下行其息為呼（圖55）。

4. 採挒式

練法：雙手握拳，自下而前上升，左拳合於心上部，右拳升與眉齊，拳心朝上，距太陽穴尺許；在雙臂運作的同時將左步並向右步，有無空間均無不可；目平視右隅（圖56）。

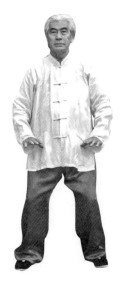

圖55

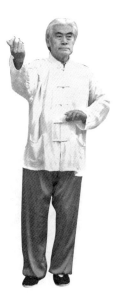

圖56

5. 展雙掌

練法：沿前式右步向後撤，其步距因人而異，不論身高如何，總應在後腿負重之際前腳尖尚可翹離地面寸許；同時雙拳展掌，以腰為軸促雙掌向後隅捋勁勢（圖57）。

6. 護心式

練法：將雙陰掌下降至中脘間，含虎抱頭護心肋之意，並含預動之勢（圖58）。

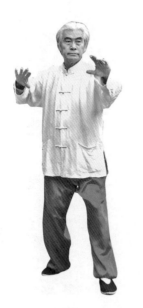

圖57

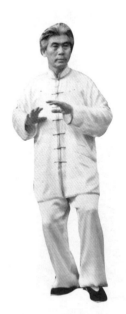

圖58

7. 望月式

練法：左步向前邁二尺許，雙掌向上升，掌心均朝外，右掌前推，左掌劃弧升至頭前，掌指自然張開，以前弓後蹬之動法將掌送到位，弓蹬勢的後腳跟與前出之掌相合一力，穩定重心，勿前傾（圖59）。

8. 向右側偏轉身式

練法：重心後移，以左腿動作輕靈為適度，左腳尖向右腳尖內扣，雙腳步成倒八字，左掌回收，扣搭在下落的右前臂之上方，距右胸3～4寸，成雙錯扣掌十字形（圖60）。

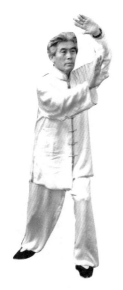

圖59

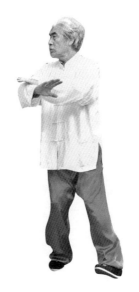

圖60

9. 橫開抹勁式

練法：右掌斜立向右側橫向展開，後谿穴含觸抹應用的勁勢，同時左腳尖全然落實，重心稍偏於右腿之上，身體中線朝向正前，其左展之掌自然落於左肋間，目隨前掌指視之，整體虛靈含預動之勢（圖61）。

10. 後靠式

練法：右腳向身後徑直撤約三尺，左腳亦同時退撤落於後腳之前方，腳前掌著地，雙腳相距尺許（其式似孫式手揮琵琶，唯右展掌偏下，以及內勁運用有別）。以靜待動，以備進式（圖62）。

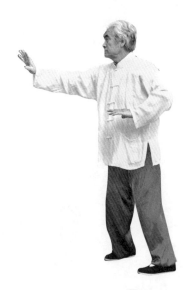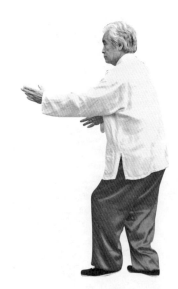

圖61　　　　　　　　圖62

11. 紮衣過渡式(1)

練法：左步向前斜邁並負重，左手回收至腹前，右手圈回與左陰掌斜形互對，如抱球，寓意整體面向前正方，後腳跟自然離地1～2寸許；目視正前方，含神於體內（圖63）。

12. 紮衣過渡式(2)

練法：右腳向前邁進，腳跟著地，重心於後腿，同時右手落翻為陽掌，落搭於左手小魚際部位，並相合為一勁力，含向前進身勢之動感（圖64）。

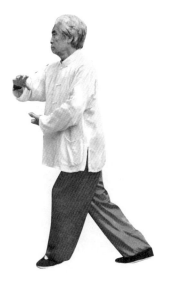

圖63

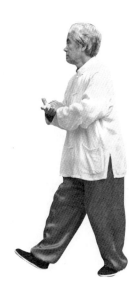

圖64

13. 絮衣過渡式（3）

練法：弓右膝並向前探身勢，雙手一氣隨探身勢向前出之，把握中心勿失，後腳跟離地1～2寸許（圖65）。

14. 絮衣過渡式（4）

練法：後坐身勢，重心落於後腳，前腳尖自動提起離地面3～4寸，同時雙手向外開而合至胸前，右手領先於左後手，由開至合，在胸際形成平圓（圖66）。

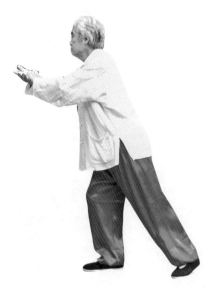 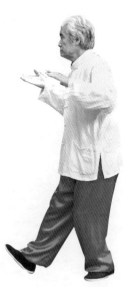

圖65　　　　　　　　圖66

15. 紮衣過渡式(5)

練法：承前式勿停，隨手的動態而斜立雙掌，含蓄而後發之氣勢，中心仍在後腿之上（圖67）。

16. 懶紮衣式

練法：承前式雙掌以意相合一力，以後腳為動源蹬頂，沉腰下氣以整體勁力將雙掌發出，鬆肩沉肘，身具「五弓」勁勢，勢當圓滿無凸凹之弊象（圖68）。

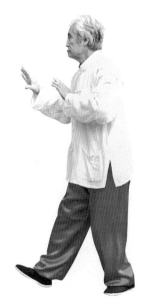
圖67

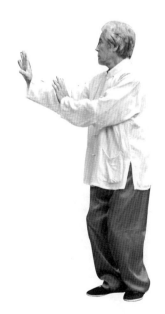
圖68

17. 射虎式

練法：右步向左身側圈邁一大步，同時右掌變拳升至頭前，左扣拳虛握置於腹間，雙手相合，重心於襠中，含預動勢，其勢位向左，稍定神勢（圖69）。

18. 左三通背過渡式

練法：將左腳回收至右腳的前方，腳掌著地，腳跟離地2寸許；同時左手前出，雙臂均為圓弧形態。此時之勢是懶紮衣的反方向（即背靠背）（圖70）。

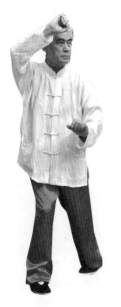

圖69

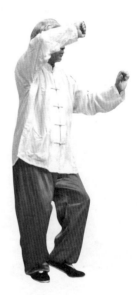

圖70

19. 左三通背

練法：承沿上式，左腳向前直邁一大步，成前弓後蹬勢，同時雙拳展掌，右掌橫頭前，向上推出左掌定住氣勁（圖71）。

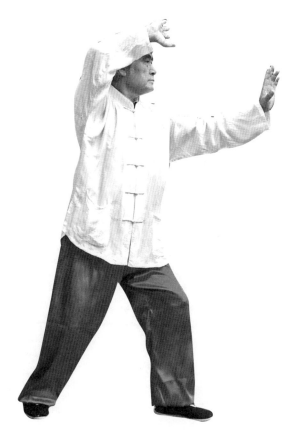

圖71

20. 翻身三通背過渡式(1)

練法：左腳仍以其跟為動軸向右扣，腳尖自然離地寸餘，雙展掌隨身體向右方90°偏轉朝頭上方弧線運動，雙掌相距二尺餘（圖72）。

21. 翻身三通背過渡式(2)

練法：承前勿停，轉90°與紮衣同方向，左腳落實並負重，右腳回收腳掌著地；同時，右掌調向正方向，左掌圈至頭前，全體成蓄而待發之勢（圖73）。

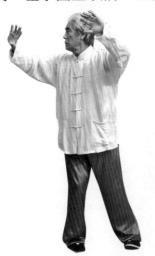
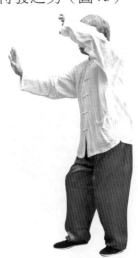

圖72   圖73

22. 右三通背

練法：沿接前式，右步向前直邁一大步，以不失重心為適度，成前弓後蹬之架勢；同時雙掌一氣向前伸展而發勁，勢含曲中直柔中剛；目視前手指（圖74）。

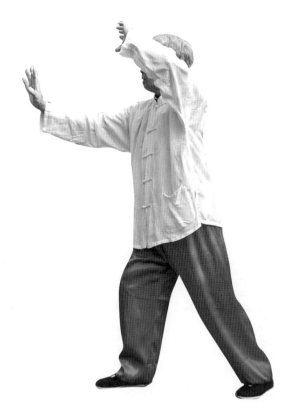

圖74

23. 單鞭過渡式(1)

練法：右步向自身的後右隅撤，右腳趾指向正前方，左步隨之而併攏；右手變勾下落經腹前提起稍高於肩，左手下落為陽掌靠右肩前或肋間，重心於右腿上（圖75）。

24. 單鞭過渡式(2)

練法：右手含掤勁勿丟，提頂沉勁，左腳跟提起，左掌向左橫開至偏左隅角，身勢勿傾要中正（圖76）。

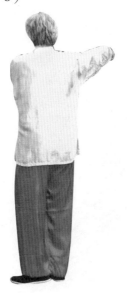

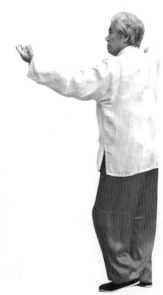

圖75　　　　　　　　　　　　　　圖76

25. 單 鞭

練法：左步沿上式向左開邁，全腳掌落地負重（**左右腿負重比例為7：3**），左掌隨進步向前上推出成斜立掌，應用之意念在大小魚際中間或全手掌，此乃隨機應變之理法。

其右勾之手始終以意貫注，勿丟勁，雙臂拉長導通勁路（圖77、圖77附圖1—圖77附圖3）。

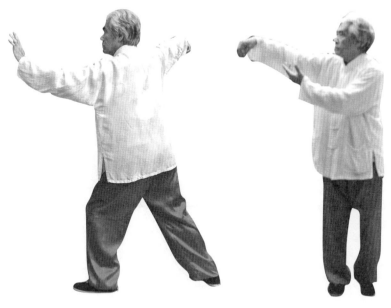

圖77   圖77附圖1

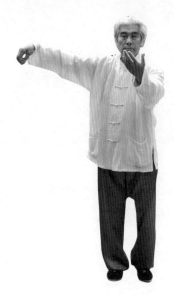

圖77附圖2

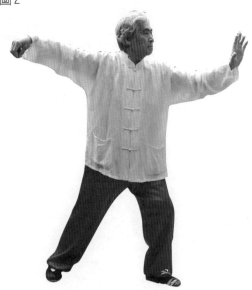

圖77附圖3

29. 右蹬腳前式

練法：接前單鞭之式，右步向前並於左步旁，同時雙掌置於胸前，重心偏於左腿，面向右隅，勢含預動（圖78）。

30. 右蹬腳

練法：接前式，提起右腿再順勢向隅角平行蹬出，雙立掌同時展開，如「拉弓」的整體勁力（圖79）。

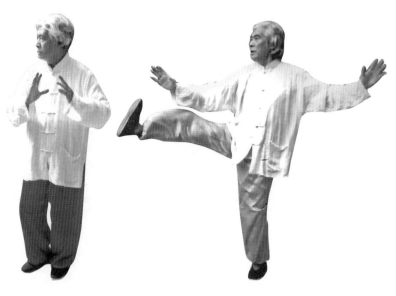

圖78　　　　　圖79

31. 左蹬腳之前式

練法：右步向左步落去，全腳著地，並負重心，雙掌同時相搭為「十字」，含預動，以備左向起腳（圖80）。

32. 左蹬腳

練法：起蹬、展掌均同「右蹬腳」，唯方向左偏。所展雙掌當圓而舒，上虛下實要「立木支千斤」（圖81）。

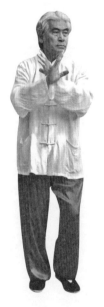

圖80

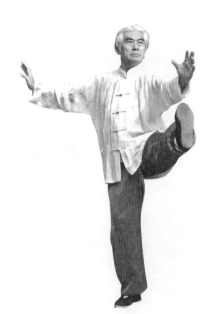

圖81

33. 掛中拳前式

練法：左腳回落於右腳前方，相距3～4寸，腳掌著地，含虛靈預動之氣勢；同時雙手握成拳，拳心向下，左拳在前，右拳在肋間，含接應用之意念（圖82）。

34. 掛中拳

練法：接前式，左步向左橫向邁出落地，雙腿裹合掩襠以強化下肢之勁力；同時左拳下拉勁落於左胯間，右拳向前斜角發出，拳面朝前含頂勁之勢（圖83）。

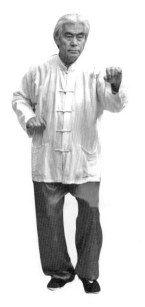

圖82

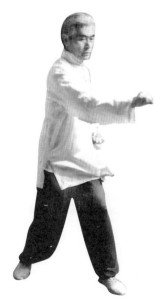

圖83

35. 斜飛之前式

練法：左步向右步併攏，同時雙掌陰陽上下斜對相抱合，稍定；目視前正方，含神於內（圖84）。

36. 斜飛式

練法：右步向右橫開，其腳尖指向右隅，重心偏於前腿之上；同時左右上下分開雙掌，前手高於頭，後手按勁於胯間；目視左隅，含神於內（圖85），鬆腰展胯下勁，有利下元之充實。

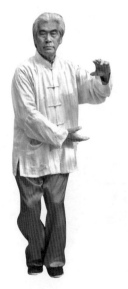

圖84

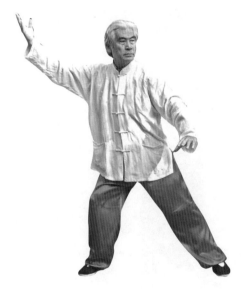

圖85

37. 向左轉身勢

練法：重心移至左腿上，隨即向左扣右步；同時右拳自高處經耳側下垂於肩井下方，左掌自然外展向前下方（圖86）。

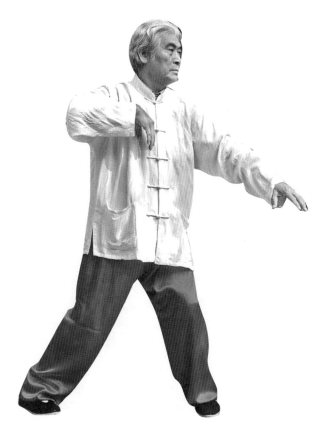

圖86

38. 抖彈過渡式(1)

練法：重心後坐，左腳回撤於右腳前，相距5～6寸，前腳掌著地，兩腳成45°之勢；同時右手下落仍為勾提勁勢，左前掌上提含撩掤勁；目視前掌(圖87)。

39. 抖彈過渡式(2)

練法：左步向前，後腿曲中求直（勿強直），左掌下落於腹前，拇指根貼住勁並下按之，右垂指掌前出，意在其手背根部(圖88)。

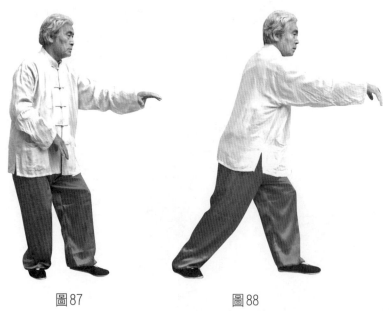

圖87   圖88

40. 獨立抖彈式

練法：右腳向前跨邁一大步，踏平，隨勢左腿提起成獨立勢，雙手掌前後上下錯落而發抖彈的整體勁勢（圖89）。要分清剛柔虛實而做。

41. 搬攔捶預前式

練法：左步向前直邁，兩掌握拳，前拳扣而內圈，突出小指根後谿穴部位的應用點，拳心向下，右拳沉拉勁，拳眼朝上，有騎馬拉弓射箭之勁勢（圖90）。

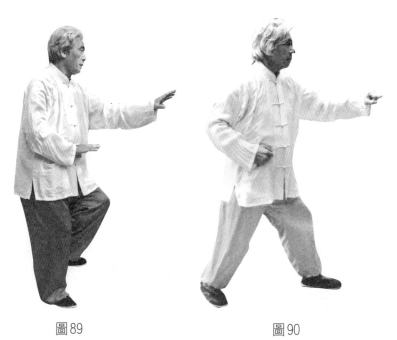

圖89   圖90

42. 搬攔捶

練法：接前式，向前打出右拳，突出食指中節為勁點，右步跟進於左腳之後側，同時下氣沉腰勁，此時左腳跟自然提起寸許，隨之而發拳是「合勁」的發揮（圖91）。此步式易於再次進步發用。

43. 如風似閉

練法：承前式，雙掌相搭十字形於胸際，再展掌下落於胃下方，虎口對合，成斜立形，同時左腳向前邁半步，腳掌著地（圖92、圖92附圖）。

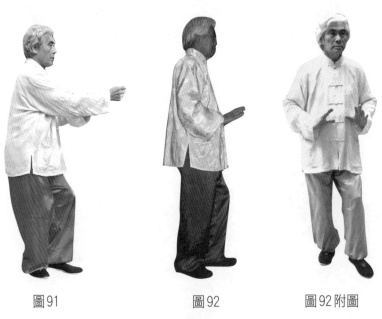

圖91　　　　圖92　　　　圖92附圖

44. 抱虎歸山

練法：接前式，進左步跟右步，雙掌一併向前上推出，指尖高不過視線，目視當中，勿停，繼以弓箭步式而進身，仍舊向前發出（圖93）。

45. 弓箭步式抱虎歸山

練法：緊接前式，落實右步，邁出左步，弓探身勢，促掌向前（圖94）。掌指猶如汽車保險槓，身勢如車體的「動能」而應用之，動能全仗步法。

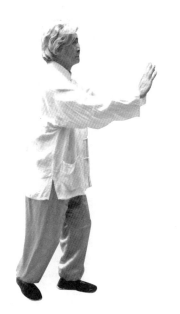 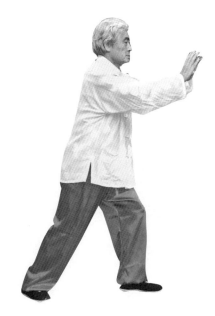

圖93   圖94

46. 玉女穿梭過渡式

練法：右腿跨越左腿向左隅進身勢，同時雙掌翻成雙陰掌，左掌在前並高於右掌，勿停待發（圖95）。

47. 右玉女穿梭式

練法：接前式，左步向左隅邁進，後步跟隨，雙掌同時翻動，左掌置於頭上方，右掌斜立於胃口前，注意勿聳肩和掀肘，內勁要抱合，不使身法紊亂（圖96、圖96附圖）。

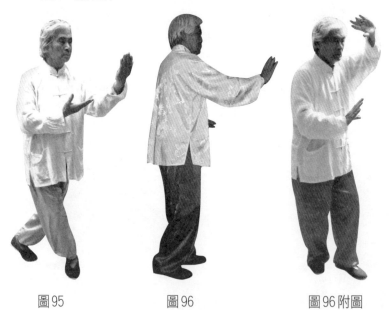

圖95   圖96   圖96附圖

48. 向右後轉身式

練法：左步極力向右後邁扣，必然牽動右腳尖向外撇（即向右隅撇）；同時左掌向下裹勁翻掌，掌心朝上，右掌外翻並貼靠胃口左下方；此時之勢位是無極勢背面的右隅角，其式蓄而待發，勿停（圖97）。

49. 左玉女穿梭式

練法：承前式，重心調於左腿，向前邁進右腳，左步跟隨並促進勢；同時右掌上翻，左掌下落並向前推出；身位於無極式的右後隅（圖98）。

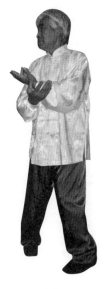

圖97

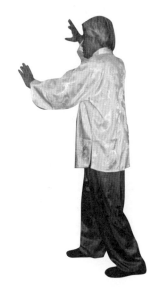

圖98

50. 右雲手式

練法：接前式，右步向右正方橫開尺餘，左步隨之跟併；同時右掌向自身的右方弧線運動，左掌隨之而動；目視右手食指端（圖99）。

51. 左雲手式

練法：向左橫開左步，右步隨併；同時左掌向左外劃弧，右扣掌隨動至胃下方位置；目視左手食指端（圖100）。

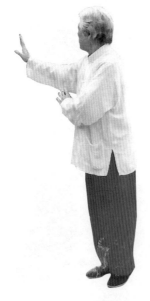 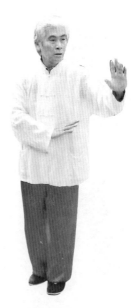

圖99　　　　　　　　　圖100

52. 換 式

練法：左腳向後撤，右腳尖翹起，離地三寸許，左臂向裡裹至中線前，雙掌前後上下變換著出和收，掌心均朝上（圖101）。

53. 向左轉身式

練法：承前式，右腳內扣向左腳，成倒八字形；右掌提至耳間，掌心扣形，意欲向左，含預動（圖102）。

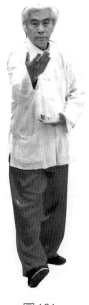

圖101

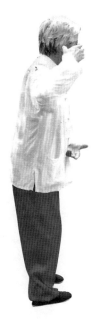

圖102

54. 左摟膝式

練法：承前式，左步向左前邁進，右步跟隨而進身勢，再向左側轉身的同時，左手翻為陰向外摟，右掌前出為陽；目視食指端（圖103）。

55. 換 式

練法：承前式，右步向後撤；右手裹落於胃前，左手經右肘關節下向上穿出，重心於右後腿（圖104）。

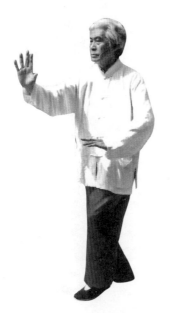

圖103

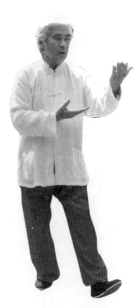

圖104

56. 右摟膝式

練法：承前式，左步內扣向右腳成倒八字形，並向右後轉身，繼轉身勢，在進跟步的同時做右摟膝（圖105）。

57. 守洞式

練法：承前式，右腳後撤至左腳之後；同時左掌下行迎右立掌，重心前三後七；目視前方，含速發之勁勢（圖106）。

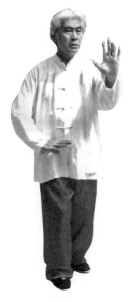

圖105

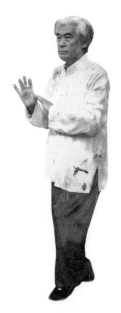

圖106

58. 青龍出水式

練法：左步向前邁，在提右腿的同時，雙掌向上穿撮勁，高不逾眉；目視掌之食指，意念深遠透（圖107）。

59. 白蛇吐信式

練法：落右步負重，雙掌下落在小腹前（正如形意虎形發掌之前式）勿停，雙手握拳為空（屈十指），向正前方邁進左步，沉腰勁一氣向前，向前以托勁發出雙拳，重心偏後腳；目隨拳視（圖108）。

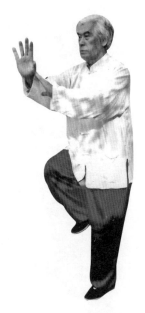

圖107

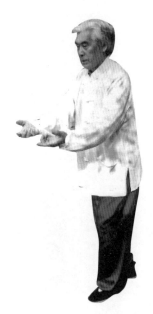

圖108

60. 左推窗望月式

練法：先將右步向前邁成弓步式，同時右掌上翻，橫於右太陽穴前方，左掌自下向前上推出（圖109）。

61. 待發式

練法：左腳併於右腳，雙手下落至肋前，虛握空拳；目視前下，含神於內（圖110）。

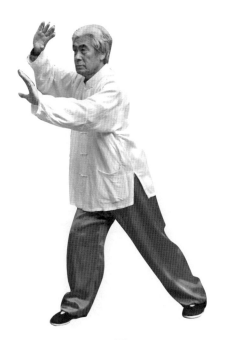
圖109

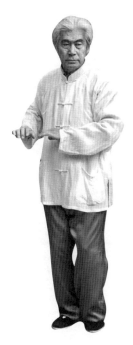
圖110

62. 雙撞錘式

練法：沿前式，左腳趙勁向左隅進身勢，右腳緊跟而促發勁力；同時雙拳面以意念合勁向左隅打出，拳面朝前，右足蹬勁兒全體合力發之，時而發「冷勁兒」；氣沉中丹田，站如樹生根（圖111）。

63. 調息收式

練法：右腳向前併於左步，雙腳平均負重，分清體之陰陽虛實；雙掌相搭合住勁勢，靜站意想全身放鬆（圖112）。

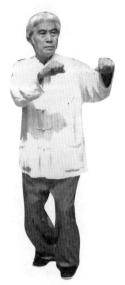

圖111

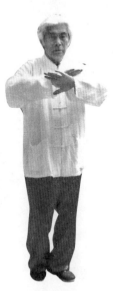

圖112

64. 震足式

練法：自然站立無僵態，提頂拔長脊骨，勿駝背。鬆腰沉勁落雙足，做3～6次。通經活絡，平秘臟腑陰陽之氣血，利腰背，提神醒腦益智能，踝關節也能得到鍛鍊，一動而全動（圖113）。

65. 乾揉腹式

練法：男性練習者雙手疊扣伏貼於腹部左上側部位，順時針揉腹36次，再反方向揉36次（周天數）。順時針為瀉，反揉為補，速度隨心意（圖114）。

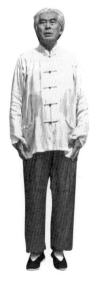

圖113

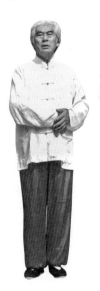

圖114

66. 坤揉腹式

操作：女性練習者站立要求同男性，唯起點伏貼於右側部位，轉法相反而行之（圖115）。

揉腹有數種作用：內氣歸丹息息歸根，開胃消食化水，有利大、小二便之功效，再則還可透過揉腹消除人體垃圾而減肥。

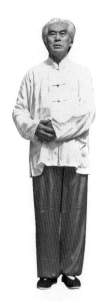

圖115

內家拳術正確快捷入門法精選

　　內家拳術之運動歷史悠久而博大精深，其神妙莫測，乃人體高層次全方位之科學。但習內家拳者，只有找到正確入門之練法，且無偏可生，方可終身受益。

　　50年前，家父在向筆者傳授太極長拳（圖116—圖118）時言道：張三豐修道於武當山，靜坐修道以養靈根，沿真氣運行之體感而發明太極拳、武當劍術、煉丹秘訣等，留傳後世，造福人類。對太極拳的發源機制、原理清楚了，再教拳育人，如車入軌而行，必自保質無誤，自然而然，方可水到渠成達彼岸。

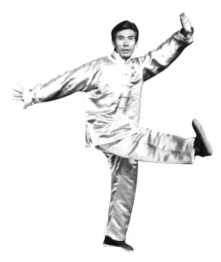

圖116

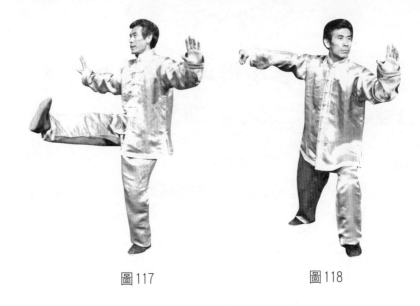

圖117   圖118

一、內家拳術乃體用兼備之術

習練內家拳術，應基於丹道先天之功法，由內及外而運動，是基於養生內功的勁勢，應用則是以謀略而技擊。拳論所言：引進落空合即出，沾連黏隨不丟頂，是懂勁和自動化的功夫。

1. 首先自身之合，基於丹田之功，自能由內三合而及外三合，六合俱備乃為整體和合之勁勢。

2. 立身中正，定中有動，動態中顯穩，輕靈忌浮。吳圖南恩師賜教道：論剛（外硬力）好練，柔亦好練，剛柔相濟之功瞬間變化難練矣。

3. 拳論曰：活似車輪，得機得勢，氣足神完，氣勢騰然之「勢」，非此「式」是也。

4. 有層次的師徒之德亦極為重要，授課教練或老師首先應俱備正確的身法姿勢和用勁原理的尺度，無過不及。學者也當求其品質，不以套路為最。求其內功的要素，以保證內家拳除疾保健的品質不縮水。

5. 趙中道恩師曾提示學友「得法不得竅，終歸瞎胡鬧」，又言及「不怕千招會，只怕一招熟」。此言重點在壯內及實用方面。郭雲深半步崩拳打遍天下，即係此理。

二、正確快速無偏地踏入內家拳術之門

武術拳種之多，入門練法之繁，常使學者丈二和尚摸不著頭腦，眼花繚亂不知所措，現就形意拳、八卦掌、太極拳以及推手術，談些本人數十年的體悟及教學經驗。

1. 形意拳講六合，應基於內三合而及至外三合，成其六合，且當為活性之合，自含預動。練形意套路之際，要以經絡氣通血行之動源，統之肢體形成外三合為妙。縱觀現在的拳師，也包括一些教拳育人的老拳師，常以後天想像支配動作而現找手與足、肘與

膝、肩與胯之合。如此，教來練去，非但未真合，相反到失勢、失勁力，永遠難合。這已成為較為普遍的弊端。

2. 八卦運掌走圈之步法，當含沾、連、黏、隨之勁勢而轉之為妙，依此法大有「遊身」八卦之味道。一陰反一陽，整體自下而上螺旋運身掌（猶如電鑽的工作狀態），沾合，柔順，輕靈穩健，氣勢騰然，妙不可言。筆者在北京東單公園與八卦掌大家程有信先生及其弟子王昆山，討教過此運行之法。

余之此法得自於李星階之子、孫祿堂得意弟子李敦素師伯，這與眼鏡程相傳不無關聯。圖119、圖120為作者八卦掌轉掌身姿。

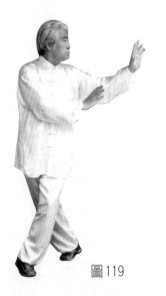 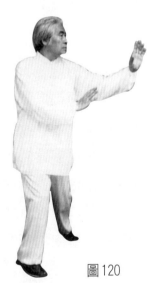

圖119　　　　　　　　　　　　圖120

3. 初學太極拳套路數月,當有鬆快的體感時,即可配合推打四正手與走架行功柔化,互相促進內在柔的懂勁之功夫。二人初期合練,要以沾、連、綿、隨為上策,爾後再過渡到沾、連、黏、隨為妙。其中僅一字之差,更能體現由柔至剛、綿裡藏針的內功之勁路。

三、「名」師易遇,「明」師難得

自古至今習拳者眾如牛毛,成其道者微乎其微,往往倒是少數人掌握真理。楊澄甫在《太極拳十要》中指出:「學拳容易改拳難。」太極柔術家趙中道恩師也講道:「練拳從力而為,永難入內。」還有胡耀貞恩師講:「無手拳更難理解了。」

筆者還到過楊禹廷先生北池子家中,拜見請教其推手術細膩神妙之技法。老先生講,推手如同橫拉一線,人經過必絆倒。有靈感的人練什麼自會無差錯地出什麼。然年頭不到巧妙之火候難達。

楊之師弟張繼之恩師推手更顯清脆、絕妙,與先生搭手,如皮燃火一觸即發,且為寸勁,騰空而出。先生武德高尚,此時已七十有餘。老先生對太極拳的研究精細入微,如太極手法,僅展掌之應用就包含五六種勁。

中醫開處方講「辨證施治」，畢業醫生實習時，側重書本理論處方，而老中醫見患者一進門，便知何病。由此可見，經驗極其可貴。

武師素有豐富教學經驗者，有時一握手，便知對方功夫高低或練過的拳種，隨後應指明，如何合法練拳，便於提高。楊露禪、董海川修養功深，均有不見不聞的知覺。

四、學無止境

世上之事只怕認真、求實、求細。大道至簡至易，今將有實效之練法奉獻予讀者，其法順序如下。

1. 雙人合練搭手法

兩人取定步樁，後谿穴相搭貼，運轉平圓，運轉直徑在30公分以內。一個主動，另一人隨動，往復循環，不即不離（圖121）。此術更適宜老年中氣虧損者練功。按太極打輪

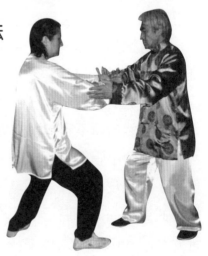

圖121

推手術而言，可蘊育、暢達內功之勁，久之，能探聽彼此的心理活動狀態，培育中氣，有守中之理。

2. 太極柔術轉動功

培元養太和，上下連貫，心意圓滿自如，柔和整體之勁路，不使有凸凹之滯處。取弓箭步式，雙掌以意相連，自下向前上轉立圓，起手弓前腿，落手成回坐勢，週而復始，隨心意而運轉之（圖122—圖124）。

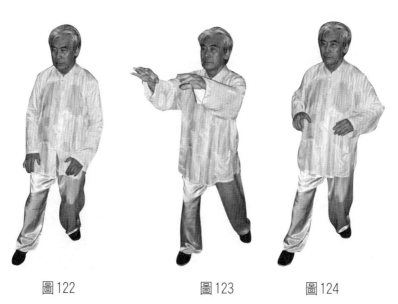

圖122   圖123   圖124

3. 太極開合運掌功

拳論曰：「開合有致。」開合培育機體之呼吸功

能，使外氣內收，內氣外放，形成體呼吸的氣體變換。對雙搭手開合放收之勁的應用發揮作用甚佳。余曾見楊氏太極拳家朱懷元、孫德善老師，搭手吸呼、合開、吞吐，對方即出丈遠（圖125—圖127）。

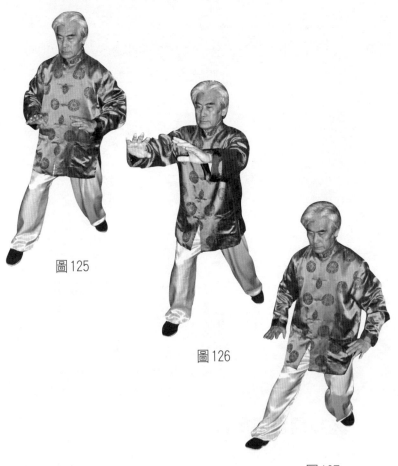

圖125

圖126

圖127

4. 太極棒抖字訣功

取弓箭步式，雙腳平均受
力；意守下丹田，以強化樁
功之力量；雙掌握尺在胃口
前，以寸動引導體之內外俱
動，開胃排濁氣。在推手術
中，能發揮較高的頻率而發
彈性勁力（圖128）。

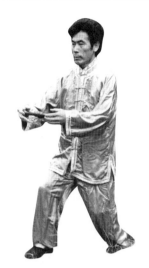

圖128

五、十年純功十年養氣

（1）選練先天氣功入手之法以無偏可生，也符
合「道法自然」之理，練心乃上乘之法。趙中道、胡
耀貞二位恩師精通先天氣功之練法。

（2）坐禪以助氣，平五臟六腑陰陽氣血，通經
活絡通周天，強壯丹田生勁力。無形無象，全體透
空，無意乃真，虛無生一炁（氣）。

（3）拳論曰：立如秤穩，重如泰山。我則主張
站上虛下實的宮廷「雞」形樁，垂指易鬆靜，以意領
氣從百會穴降氣達湧泉穴，內外相合而中正安泰，頂

天立地，如樹生根，還有利於太
極推手（圖129）。

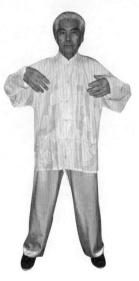

圖129

（4）拳論曰：以心行氣，
務令沉著。故取「自然呼吸」利
於和合而安也。趙師曰：神安，
臟腑安寧是也。呼吸自然，保持
氣機的穩定，久之，其息自調，
透過呼吸中樞功能強化了肺臟呼
吸，對吐故納新起到良好換氣之
作用。先後天之氣自然化生，補
益身體。氣息均靜也有助於推手
聽、問勁的功夫（靈準度）。

（5）北京電視臺BTV—1於2006年四季度播放了
筆者設計推出的「關永年太極養生十三勢」，其特點
如下。

①鳥無頭不飛，火車頭極為重要，故其式由無極
而太極，雙掌捧氣貫入百會，經三丹田，下達湧泉。

②開丹田為呼，向後摟命門為吸，含補腎之意。

③起式含掤勁，落按含抱合之勁，含預動之意
念。以備起架行功。

④簡便省時、高質安全、效果為佳、深受人群歡
迎！

太極搭手應用勁勢

一、推手說明

筆者與吳式太極拳名家探討太極推手聽、問勁之功夫。對方攻勢，我則有意被動勢，以意聽控先生之動向和用勁，並借先生之「勁勢」而定住自身之被動局面，使其不能發揮進攻之優勢。雙方之勁勢均已「飽和」，我則以靜待動並聽準其欲發的狀態。彼若進，我轉腰並以左掌向其左隅發之。或向我右後隅沾捋亦可。此為大致情形（圖130）。

接前圖啟用之變化：

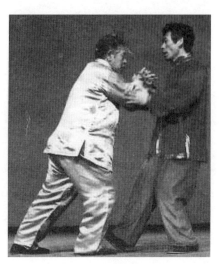

圖130

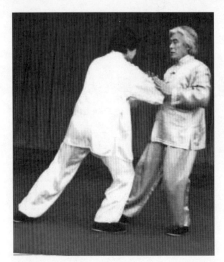

圖131

變化一

對方攻進式，我鬆功以意氣沾貼之，控其發勁，以定待動（圖131）。

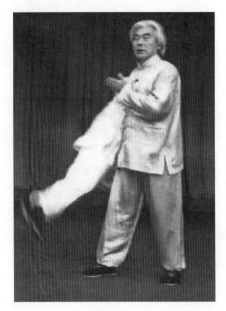

圖132

變化二

對方有動意，我即鬆腰沉勁，右手臂鬆勁，左手掌增補點滴之小勁，彼則向右後隅跌出之（圖132）。

二、膝的化勁勢之法

筆者膝關節如圓球體，單人或兩人合力扶推之。我接勁不使其全力發出，即偏轉膝關節，先定後鬆，定為接實來勁，鬆為化其來勁，對方即滑脫而出矣。

單人扶推我，我則以上體配合向右偏轉腰勁，傳達到腿，彼自然被我提起；由於「好奇」又上來一位共同扶推，我以引空之意念，也以上肢的右手指引，而整體傳導以變膝部，仍能傾出之（圖133、圖134）。

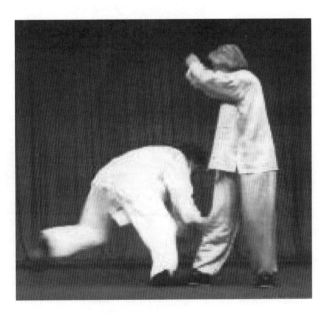

圖133

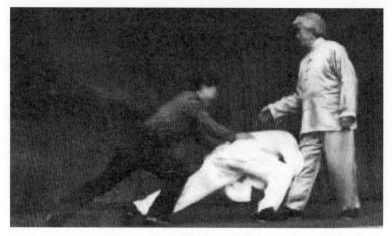

圖134

三、太極懂勁之拿法

以掌指接拿對方或指或腕，透過螺旋勁力向對方全身滲透。我整體鬆沉內勁，返上時貫彼之全身，並以自身六合之勁力，使對方傾跪而俯（圖135）。

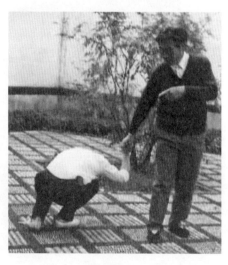

圖135

同上，加一種「開」勁及外翻手腕之勁力，使彼產生「離」心的力距（圖136）。

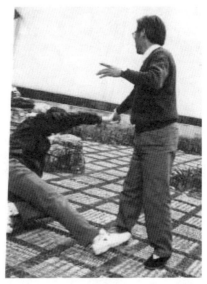

圖136

四、太極應用左顧右盼之法

按發人者定標準位置，正面接彼，沾、走、提諸勁向右判之，即出矣（圖137）。

承前式之勁，加以向後隅弧形曲線，沾住彼力，並利用彼之動意方向而順水推舟，取用彼勁式，擊出之（圖138）。

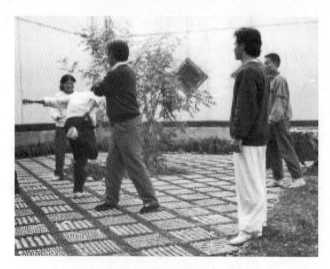

圖137

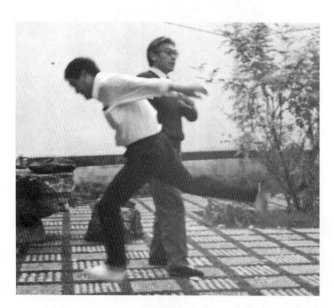

圖138

右盼提拿

外國武術教練，此人來的勁式和我的勁式有別，故效果各異（圖139）。與上圖比較，望學者研討而求之。

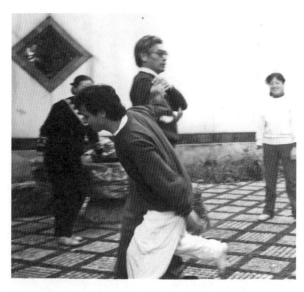

圖139

雙手搭發之

與友雙手相接搭，我以腰合於兩臂之勁力，先向左含沾黏勁，以控不脫，同時向右伴向前出的意念，即出矣（圖140）。

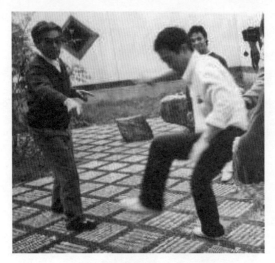

圖140

敬贊推手之學友

太極推手辛苦得，好友先忠助其樂。

寬宏大度人相處，不計敗局修高德。

衷心助業很高尚，新老同學齊心合。

想通說清收穫豐，再次致謝真心者。

太極散手應用訣

意念一動手即出，速度之快無滯拙。

無滯來自體鬆透，鬆勁抖彈剛蓄有。

瞬間一動雙合力，快巧柔剛隨心意。

勁力之快需氣抱，得機得勢應當先。

太極體用十三法

無 極

　　自然鬆靜直立，雙腳相距隨心意；雙臂下垂。雙手為掌，也應當自然放鬆，內外俱靜；目平視，精神內含（圖141）。

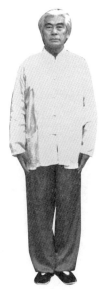

圖141

貫 頂

　　承上式，左右雙掌自下而外展向上圈動至頭頂上方，十指相對，以屈臂圓滿為適度，以意領天空浩然之正氣貫入百會穴；仍平視前方（圖142）。

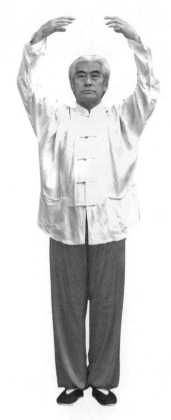

圖142

太極勢

整體鬆沉勁至湧泉穴，同時雙掌下落至臍間，虎口相對，相距10公分，全身勁力四平八穩，心身統一，含神於體內，氣沉丹田（圖143）。

捌勁式

雙手握拳，以腰為動軸，先向右側偏轉15°～20°角，隨即回轉復原位勿停，按順時針方向向前伸出右拳，為捌勁，雙手以意相顧，此時身體之位偏向左隅角；仍平視（圖144）。

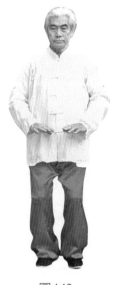
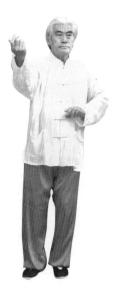

圖143　　　　　　　　　圖144

向後右隅捋勁式

接前式，右腳向後撤40公分，前腳尖自動提離地面4～6公分，雙掌隨身勢向後展開為捋勁式，雙掌相距60～70公分，重心自然落於右腳之上，目視前手食指尖，勢含預動（圖145）。

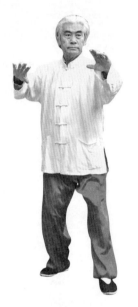

圖145

向前推窗望月

接上式，後腳沉蹬勁而前進身勢，成前弓後蹬之勢；隨之左手向上揚翻至頭間，掌心向前；右掌自下

向前上方推撮勁而出，一身具五弓之勁勢；目隨前手視之（圖146）。

向右正前方絜衣

左腳以其跟為軸，向右腳扣轉並負重，隨之右腳移至左腳的前方，其腳尖朝向正前方，雙手互迎至胸前，成十字掌。

稍定神氣，右腳向前直進，左腳跟隨而促整體的勁勢；在進步的同時，雙掌成斜立勢向前上一氣推出，立掌屈肘，重心在左後腳，兩腳相距10～20公分；視前手實指（圖147）。

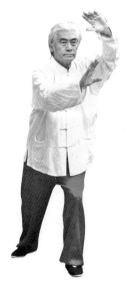

圖146

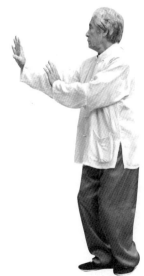

圖147

單 鞭

接上式，以右腳跟為軸，右腳尖內扣；右手五指捏攏成勾，向前上伸出，稍高於肩。隨即身體左轉，左腳向前邁出成左弓右蹬式，重心在前；同時，左掌翻轉成掌心向上，在胸前向左雲手，然後內旋向前上方推出，成斜立掌；目隨掌視（圖148）。

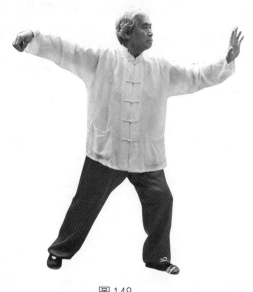

圖148

右蹬腳

接上式，右腳向前邁進並與左腳平行，重心在左腳，雙掌收至胸前，相搭為十字形，稍定住內勁，隨

後左右展開，手心朝外，同時起右腳蹬出，突出足跟的應用勁，其方位是紮衣式的右隅角；目隨足視（圖149）。

迎面掌

先將右腳下落，並於左腳內側，重心在右腳，雙手返回胸前，左掌指扶在右立掌的腕根部，以肋前掌向前發出一臂之勁力，同時向前邁進左步，提起右腿含踢意之勁，要四肢齊動，發揮迎面掌的合勁之氣勢；目含穿透之用意（圖150）。

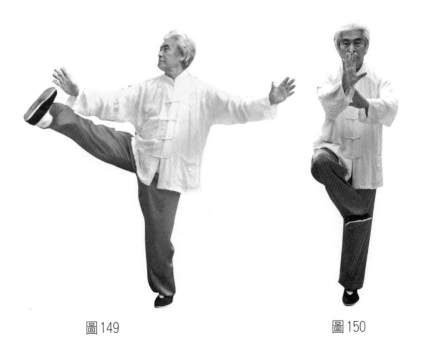

圖149　　　　　　　　　　　　圖150

雙托掌

先將右腳向身後撤落步，左腳回撤至右腳的前方，與之相距10～18公分，隨即再向前邁進一步，以腳跟促之，重心在後腳；雙手下落至臍間，握拳，拳心朝上，隨進步的身勢而向前下一併發出雙拳；目隨拳視，含神於內（圖151）。

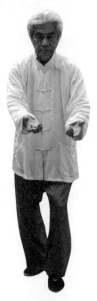

圖151

揉腹收功一

接上式，右腳向前併於左腳，雙掌疊扣，掌心按

在胃口的左上側，自該處向下、向右、向上劃圓揉轉24次，同時意想四肢之氣歸根於中丹田；頭正，目平，視而不見（目空）（圖152）。

揉腹收功二

接上式，勿停，向相反方向揉而轉動24圈次（圖153）。

注：乾者，自左向右轉動；坤者，自右向左轉動。扣手先後乾（男）坤（女）自然各導。

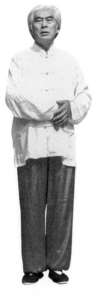

圖152

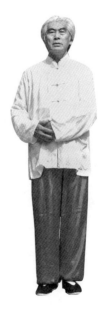

圖153

體用十三法歌訣

貫頂降陰生清法，陰陽相合乃太極。

拳法運動講內勁，由內及外重丹田。

動作輕靈心意為，上下相合肢體隨。

內氣收斂利養生，如若從力難入內。

力的阻擋必生滯，滯而降速無穿透。

六和五弓俱一身，閃戰騰挪顯神威。

又

步勢前後左右隨機變，

旨在追隨目標難逃脫。

健身操十節

一、健身操與書法結緣

　　愛新覺羅・溥傑先生（在家族中筆者應稱其為二伯）於傳統書法底蘊深厚，所書字體飽滿、活躍、流暢、圓潤清秀，頗具個性，乃自成一家；為人高風亮節，凡來求書者有求必應。

　　回憶往事，溥傑在童、少年時代即常往筆者祖上作客，太監李蓮英也時而到府上為我祖母梳理頭髮。時至1968年秋季，我因出版事宜求其題詞以弘揚正宗太極文化，書畢，自然將話題轉入健康方面的內容。

　　先生言及自創自編了一套健身操，觀之給人以輕鬆愉快感。

　　先生運筆書寫過程中，體會到應有一種針對性較強的操練方法，去滯生靈以平衡局部或整體內外氣力，活動筋骨，中和體勢和氣質，故創出十節操。經

筆者多年研練，體會到其運動之法巧妙，曲中含直，深蘊太極之哲理。

今公開這套伴有宮廷色彩的體育健身操，望有識之士研練為全民健身服務。

二、健身操十節動作

第一節　合十

（1）站立之步距以個人得力為準。

（2）雙手相合於胸前，呼吸自然（圖154）。此式也可作為任何一節操動作的首式或順此式轉入其他任何一種練法。

合十歌訣

雙手收心平氣血，
五臟安寧益養生，
基於內靜思外動，
內外統一妙趣生。

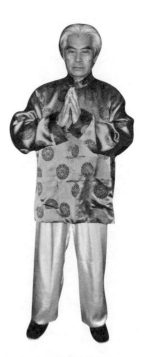

圖154

第二節　抖 手

接前式，鬆開雙合掌並稍下垂勁，雙手掌以意合力並以腕根為動軸而隨之上下抖動。

此式有利於掌指及兩胳膊內在力氣的均衡。低手位（圖155）；高手位（圖156）。

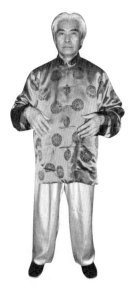 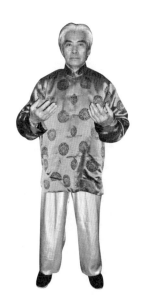

圖155　　　　　　　　　　圖156

抖手歌訣

抖手甩勁去病濁，上下抖動腕鬆活，

掌筆書寫更得合，動作次數可自酌。

第三節　內圈手

（1）手轉內圈——雙掌心朝上，如捧物狀，向內圈動並螺旋向外轉，使掌心斜立而朝前並含推意，勿停，仍向前上方內圈雙手以帶動腕、肘、肩諸關節隨之而動，此時兩臂也自然隨之開大、合小的聯動。

（2）胸的混元合於外動的勁力，猶如一台機器的連貫性運行，促進手三陽、手三陰之穴道，自會利於執筆書寫力量的增強以及隨心度的微妙（圖157—圖159）。

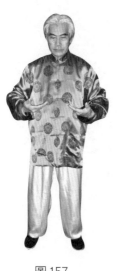

圖157

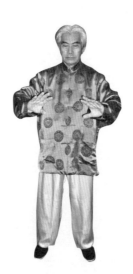

圖158

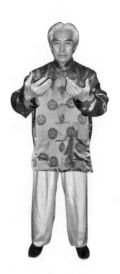

圖159

內圈手歌訣

站穩操圈螺旋動，十指領勁根節促，

氣力增強汗即出，祛風散寒輕感除。

第四節　射 箭

射箭，自古以來騎馬射箭或玩或戰敵，此法有利身軀自下而上的整體螺旋運動，由根節至梢節，兩臂平直向前伸和曲線拉回，如書法用筆為「方」，前述手轉內圈為「圓」。

（1）開步與肩同寬或寬於肩，其勢含騎馬夾緊的力量，提肛閉腎之意。

（2）兩手自然下垂，虎口向前，目視前方。以靜練動，乾坤出手有別（即男左女右）。

（3）立身平穩中正，兩足掌平均著力，雙手成劍指狀交替自下而前上極力指出，身體隨之偏轉90°；目視後隅角。此式於頸、肩、腰、胸椎及足三陰三陽等，均有益。

（4）左右輪換出手，前指之手指指向正前方，拉回之後手自然回落至肋兩側（圖160—圖162）。

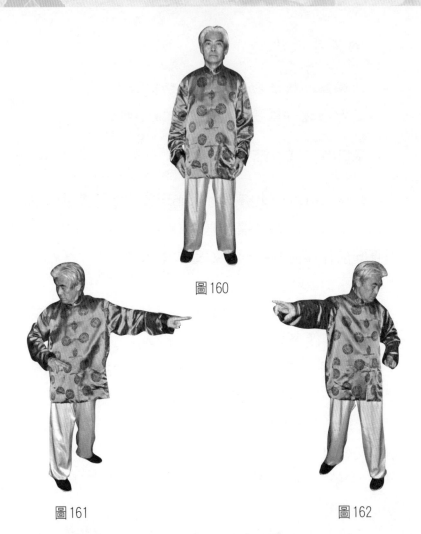

圖160

圖161　　　　　　　　　圖162

射箭歌訣

劍指直出腳跟促，自下而上如鑽井，

左右出手力量平，整體發揮妙無窮。

第五節　展　翅

展翅，模仿燕子飛翔或大鵬展翅之動態，燕子動作小，大鵬展翅動作較大。總之給人以輕靈飛翔之快感，是一種精神享受。

（1）面向一方站位，雙手十指捲曲含空心之意，自然垂於體之兩側，平心靜氣以備展翅。

（2）步式寬窄自酌，兩曲勾形之掌指向上放飛含掤勁，其手背的高度在肩、耳之間，身為正前方，起飛之雙手朝向左右之隅角。（圖163—圖165）

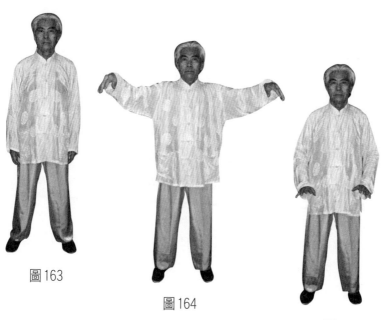

圖163

圖164

圖165

展翅歌訣

飛行空中心竅開，精神爽快除病害，

展翅寬胸充肺氣，手背掤勁指尖垂。

第六節　摘星捧月

摘星捧月朝天香，意佛法無邊，自然之香霧，曲線形往上飄散直至天空。

操練時身軀向上挺拔，雙掌手指以意領氣無限放遠，至終點其式停，而繼續存在伸長筋骨之力量。同時變換前後腿的重心以改變雙腿之勁，並練單腿獨立之耐力。

（1）按本節圖166站穩式子，向右前方邁進一步，成弓步式，邁出之足跟先著地，隨即將雙掌向前上托出，重心亦同時向前移並負重，後足跟自然離地少許，其腳尖原地勿移動，定住神氣，隨後扣雙掌向下捋按勁力至胯側，而身軀隨之俯頭含胸氣力下達於後腿上。反覆操練，以不吃力為法度（圖166—圖168）。

前後輪換步式，手部動作相同，操練畢，撒步或併步復歸於圖166式。

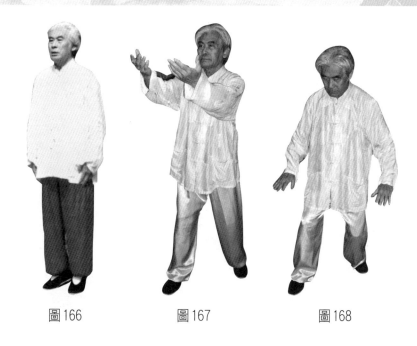

圖166　　　　　　圖167　　　　　　圖168

摘星捧月歌訣

弓箭前後分立站，前踩後蹬顧湧泉，

兼含反射足底療，動則中正忌偏斜。

第七節　望藍天

望藍天，開胸順氣，醒神明目，增強體力，有利於胸頸椎等。

（1）仍取平行開步之站式；雙手掌心向上，置於胸前方，雙手之距稍寬於兩肩，兩手上升並翻轉至

133

掌心相對，並以意向空中伸展延長內勁，同時頭部慢慢向後仰，稍停頭部，再返回。

（2）以此為法，次數自酌，顧及頸部的舒適度（圖169—圖171）。

切忌強行硬練。頭暈、噁心、痢疾者禁練。

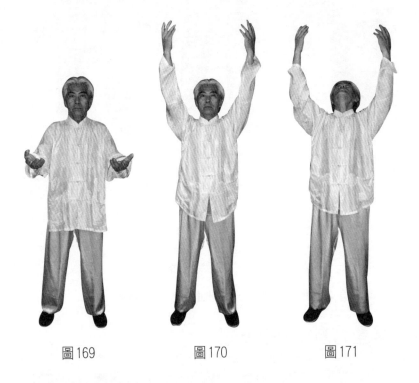

圖169　　　　圖170　　　　圖171

望藍天歌訣

筋長力大胖體沉，伸手拔長筋骨響，

身體虛弱不宜練，頭部動作最宜巧。

第八節 暖臍腎

中醫治療法中，有「艾灸」肚臍部調治五臟六腑之疾患。人體正中為臍，臍為前丹田，腎部命門為後丹田，互為作用以周天之數的呼吸法，可發動先天氣的運行，於人的機體起良好的作用。中醫治療的原理也側重於補腎（藏精之所）等。

（1）如圖154站立，先將雙手掌下落並以勞宮疊扣於肚臍中部。

（2）身體左右、右左地轉圓圈，重心自然左右移換，並以丹田帶動腰腹內外轉動，伴有丹田激蕩運動勁（圖172、圖173）

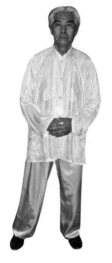 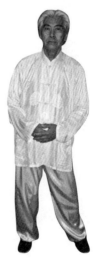

圖 172　　　　　　　　　圖173

（3）還可加練搓腰健腎。雙手擦熱扣在腰間，以虎口為滑道上下搓動，次數自便（圖174、圖175）。

前後丹田相顧，自上垂下時氣息歸根，心腎相交，步履穩健。

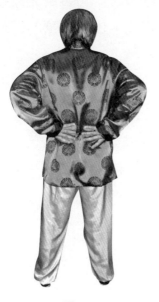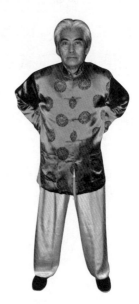

圖174　　　　　　　圖175

暖臍腎歌訣

把握丹田練內功，扣手合臍更相助，

內外結合無弊病，陰陽相判心腎交。

第九節　拍雙掌

拍雙掌具有震盪開脈活血之功效。人之掌指有諸多經穴點，拍震雙手掌指，對臟腑、心包經有益。

（1）雙腳平行站立與肩同寬，合掌，指尖朝向前方。

（2）先展開雙臂，間距30～40公分，然後加速拍擊併發聲響，以不太疼痛為度。心率不整或重症患者只做輕拍合，忌用力拍打，以守養生原則為佳（圖176—圖178）。

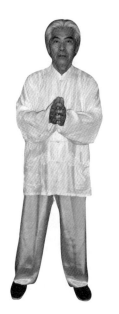 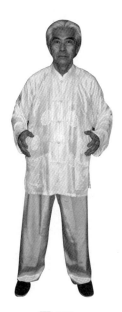 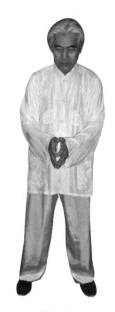

圖176　　　　　　圖177　　　　　　圖178

拍雙掌歌訣

拍掌開合利肺氣，促進代謝益心身，

曲線螺旋混合練，只能增力不能減。

第十節　仿貓操

貓整體輕靈協調，其四肢的爪力捕食捉鼠準確度也高，行進退轉收縮的身軀變化形態自若，綿而顯剛。此節仿貓操主練手指之力量。

（1）依生活習慣自然站立，行進或退步行走均可練習。

（2）雙手於臍間，先以右掌向前上伸出，虎口朝上；左手變拳扣於左胯間（右式）。隨即左拳變掌向前上伸出；右掌則變拳扣於右胯間（左式）。如此前伸後拉，有利於脊柱經脈通達。每次練習以不倦鬆快為準（圖179、圖180）。

仿貓操歌訣

貓之優點實為多，通達靈性善捕鼠，

前出之爪利指功，後手握拳利抓筆。

貓之動態柔中剛，前爪靈活有主力，

握筆書寫指力強，拳形握力利提抓。

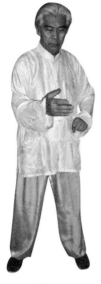
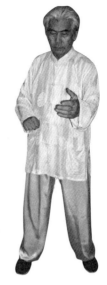

圖179　　　　　　　　　　圖180

幾點説明：

1. 操練簡便易行，易於生活化。

2. 姿勢、伸臂長短、呼吸、用勁，較為隨意。

3. 全套操總時間不超過15～20分鐘，習練者依自己具體情況選練1～2法，還可延時練習。

4. 應除大小便，飲適量水，以保溫和、利於血液循環、排毒等。

5. 擇安靜清新的環境、防雷電等。

6. 早晚定為常課。持之以恆為貴！

附　錄

深情緬懷胡耀貞先生

胡耀貞先生是武術、先天氣功、中醫名家。他廣拜醫、道、儒、釋、內家功、拳名師，精通子路太極、形意、八卦拳術。承佛道秘傳，融武道內功、醫道於一體，創立了靜動氣功。

1942 年，他在山西太原創辦了「山西省國術館」，任館長。1953 年，與陳發科先生共創「首都武術社」任社長。1959 年，擔任北京市氣功界主考人，著有《氣功》《氣功與保健》《保健氣功》和《華佗五禽術》等書籍。

筆者在家傳之下，從小迷上了形意拳術。家父關寶純和不少師長常講述郭雲深「半步崩拳打遍天下」；尚雲祥善於「鷹捉」；「眼鏡程」（程廷華）、宋世榮以輕靈而運拳掌見長，李星階、孫祿堂

等師爺之輩武功超群等不少武術逸事，但我卻不以為然，並沒有感受到武術內功的深奧莫測。

在我的心目中，一直視形意拳的「明勁」練法至高至上，凡練拳，必鉚足了力，極力發揮抖彈勁力，真有硬打硬進無遮攔的氣勢。

期間，家父也講了不少練武需練好內功的道理，我也看了不少武術專著，越看越摸不著頭腦，對書中的內功論述百思不得其解。後來，我到雍和宮陳子江師伯的住所——也是授拳之地（**陳師伯在東安市場經營皮箱生意，是尚雲祥的門生**），看到陳師伯的步法有別於我家（**河北一系**）所傳，非常快捷，爆發冷剛之勁，勇猛精進，氣勢逼人，有如陳式太極拳的發力。其式又與李文彬先生所授有別。凡此種種，都使我感到練拳應不斷探索求真，找出正確合理的練法，以符合拳經所論的內涵。

為此，當時我不惜耗資，去過不少北京城內外的拳場。隨著年齡的增長和練功體會的加深，我已開始能辨別是非，這才算走上正確的練拳找勁之路。

1958年左右，胡耀貞老師出版了一本氣功書，其中有關於心意六合拳《守洞塵技》的內容。我在書店買到了後，就到位於北京協和醫院後身的針灸門診部，想拜見胡老師學練心意六合拳，豐富我過去所學

所練之法（過去家父曾提及過《守洞塵技》，但未曾見過實際的版本）。

當時，胡師著一身中山裝，戴一頂藍布帽，不大愛講話。我恭敬地向胡師請求專學心意拳，胡師卻講，我們現在從事治療，氣功能治許多病症，不教武術了。我先後四次求拜，均被拒絕。

當時我產生了諸多想法，認為胡師年已六十開外，按體力已遠不及我，還很可能是由抄書而出書，不一定真會練，所以不敢教我。當時，我確實體力過人，有「初生牛犢不怕虎」的那份狂妄。

今天回憶起來，自己當時確屬無知。之所以寫出這一段經歷，也在於提醒血氣方剛的青年朋友，一定記住「兼聽則明」的古訓，有緣遇到良師即拜，才可能走上正確的習武之路。否則，學拳容易改錯難。

1960—1961年間，中央美院教授黃祿野老先生多病纏身，經多方求治無效，聞趙中道師百餘歲高齡傳授太極尺先天氣功法，訪到趙家從學。半年光景，諸病祛除，於是熱情著書立說，盛讚太極柔術——太極尺搖尺之法，還將著作贈與貴賓親友，其時到胡氏診所提及此事後，胡師不顧年高，到趙師家中拜訪，二人一見如故，相敬有加。自此，胡師在門診部推廣太極尺氣功，由胡師門生王政綱師兄（老中醫，現年近

八旬，仍在行醫）執教。

習拳腳者，無論什麼拳種，都要研究無手拳才可達功夫上乘。胡師見我的形意拳形正而基礎不錯，練功姿勢屬「無過不及」，故願意給我說功理功法以及用法。

他說，馬奔蹄功勢很奇妙也很實用，往往易使對方如山傾倒，顯示了「一巧破千斤」的妙道。胡師所傳的五禽戲與社會上的練法有別，是內功鼓蕩自發之動產生的各種形態的五禽功式。隨著與胡師的感情加深，我們師徒在一起時，九成的時間都是講授功法，由胡師傳授練法「竅道」。

承蒙前輩和師兄弟們的無私相助，尤其是與馬有清老師兄相處時間更長，受其以精良技藝指點，使我的功夫一日千里，逐漸領會到拳學妙意，練拳合規矩而又脫規矩，「由懂勁到階及神明」。

胡師的教誨，再加上幾十年的堅持修煉，使我明白了武術雖然流派眾多，但其理歸一。因為，天地為大自然體，人為小自然體，內外結合主於先天，動則必有道。人這個小自然體本身存在著許多未知數，只要有緣得到真正精明強幹的明師引入正宗之門，沿著正確的練功之路修煉，自會水到渠成，達到成功的彼岸。

那時，我白天上班，晚上和節假日助趙師教學。一日，趙師對我講，有位胡老師來訪，很有正宗的先天氣功法，並關心我的生活，留下五元錢。

我從此才認定胡師確有內功，而且人品高尚，令人崇敬。真是天賜良機，我又拜見胡師，請求從學，這次大有轉機。

胡師令我練一下五行拳中的虎形。練畢，胡師說，你年歲不大，姿勢很好，就算練得勢順而氣合，已是難能可貴了，也可以說相當不錯了。但需要更進一步練內功，你的拳才會更活、更好，用起來才會自動善變，隨心度高……胡師的話使我理解到，勁力內運的活性，非故意追求肌肉收縮加大各關節變角即可做到，更忌求功心切只憑外力所為，應靜動統一，修好武術內功。

自此，我每週至少有五六個晚上到胡師的家中學拳和切筋拿脈之法。

有一次，胡老師拿住我的脈門，其勁力一貫，連我的腳掌都發麻發木。按形意門而言，胡老師善用「虎撲」。平時他常手持摺扇給我說內功勁的運用，而在一次空手說勁時，他一個虎撲便使我騰空而起落至丈外。幸而當時我已會接化的聽勁，才避免了落點處候診用的條椅被靠折損的後果。假如我還是以前專

練的橫勁，不自覺內氣上湧，不但會死勁挨摔易受傷害，而且連條椅也會被砸得支離破碎。

胡師在講解側身的單手法時，又把他習慣使用鑽裹化對方來式的訣竅和盤托出，使我理解昇華。鑽裹合成的內勁，必備沾、連、黏、隨，並含吸收引進的氣勢，呼則發之。接時，主張空握所用之拳，以前臂接對方來手，肘關節在120°為好。胡師的發勁之勢，指尖接彼胸與膻中穴部位，鬆腰下氣於後足踵瞬間發之，冷脆而有尺寸，至微至妙。

習拳要言

筆者在年輕時曾拜訪過不少京城著名武術家，虛心討教有關拳術「訣竅」，並依老先生們的教誨多年體認，受益頗深。現回憶並記錄下當年武林前輩的練拳要言，相信會對四處求藝的年輕朋友有所裨益。

◆ 拳術的蹲身，雙腿應有足夠的耐力和活力，勿使受外力而傾倒。

◆ 拳出雖走直線，但前臂也含有回掛的攻防技擊之勢，這需要在方寸之間體用。

◆ 左右、右左擺身勿妄動（勿過大），單足或雙足均含有柔韌勁，以穩定重心。

◆ 發拳擊打對方的某部位時，發拳者要想所發之拳打出的勁力貫到對方的後足跟，且用的是活勁，以確保自身無虞和再發對方，可從推手、散手中悟之用之。

◆ 最重要的，是丹田渾元而且「固」得住，所發之拳還要含身勢的升降、左右、右左的微微擺動，拳的勁力不可脫節，有曲中求直的「直貫」的打擊力度。

◆ 勁力起於足跟，發整體力，動靜合一，才能立身穩定。

◆ 發力時，側重於重心在後足跟，進而發整體勁力，有利於足趾探聽消息的功能實現。

◆ 電視機講「微調」，使圖像固定在清晰的頻率上。武術的整體勁力也應在運動中「微調」細找，才能把握尺寸之變。這樣求索，對技擊的步式虛實變化，也能逐步有體會和感覺。依感覺不易失主導，有助於準確發打，節省勁力。

◆ 向前發拳為「虎抱頭」的強項，力貫於對方足跟，但也應有含胸的細微要求在其中。

◆ 要專門練習開胯、合胯法，以便腿下適用於左右、右左兼前後的身法變化，為拳服務。技擊時，腿應樁活似不倒翁。擊打時要拳活身輕整體進攻，內含

丹田功，如車撞人，步活近身，視與對方距離遠近，使拳迅速變化。

◆ 直拳發拳擊打，要含有寸勁。如擊對方太陽穴，對方稍微閃動，我拳即會落空，若擊出之拳向下沉且直進，可能落在對方耳面部，這要比將拳抽回再發出快得多，所以，可身步不動或微動而蓄勁發力。腳法亦然，快速點擊，靠快速的條件反射和直覺，蹬繼而發之。若能看準，當然直發更省時間，若發之未能成功，即換勁力，於原地繼發而踢蹬之。

◆ 散打，專練抗擊打的耐受力，均不為上策，單人或雙人互相找勁，或閃或戰，均宜沾合，不丟不頂。

綜上所述，其實都是法與術的自如運用。術者，善改變也，最重要的，還是丹田渾元，內氣充足，虛心實腹，才能做到十年純功，十年養氣，法與術才能自如運用，如長江大河，滔滔不絕。

回憶太極柔術宗師109歲無疾而終的趙中道先生的內壯外勇的練功修持證道實踐，有理由認為，理正法明的傳統功夫對開發人體潛能是高效的。

鬆功出速度，內壯發拳有力度。開發整體力應用到拳術之中，六合俱壯，整體力發於拳之一點，才可隨心所欲。

趙中道宗師主張由丹盛而通，操體、操手等功是使身體操成似鋼鐵般的球體（中盤二尺半），與內功同修，才可使軀體、四肢、掌指等各部位修煉出活勁力勢。

太極柔和打輪，能使身體生發微妙靈動，寸勁和長勁並用，即可隨心所欲。整體靈動而整勁勢，剛柔變化，瞬間的微妙變化和迅雷不及掩耳的氣勢，在於內壯並有活勁之勢。虛心實腹，發力時上下隨合，善於整體「閃戰」如猴的動態，才能使戰略、戰術得以運用。

操練吊球功，踢打、拳擊尺寸與重量適合練習者體力、身高的皮製或棉製模型人，並配以對練找勁，可以練出活勁勢。練習時要有的放矢，善於以「寸動」而長打擊（伸長臂形和勁力）。

要習慣於踵與地面的呼應和結合。

以柔勁防、化、顧彼方，以剛直為用。化時動度以小為宜，同時含有發拳踢腳穿透擊人的蓄勁，每一拳勢的發收，均應有整體鬆沉的沾勁，其勁內含於體即可。總之，綜合得機得勢方為適度。

俗話說，十年太極不出門，三年形意打死人。還說，三年一小成，七年方中成，十年始大成。

十年練功，十年養氣，練易養難，即是此理。十

年養練，形成「道功」，期間最好處於「封閉」狀態，以求體內能量的聚集狀態。能有整體微妙之動態，省體力，又能時時控制自己不「妄動」，使勁力更能集中，隨意動而發。

武人外形儘管相似，但內在成分不同，其區別主要在於此。若身手、舉動裡含有太極的活力勁勢，再加上功力與技術技巧，於武術而言，即是開悟而萬事通，可以做到隨心所欲。練武術，心實、真練、開悟以心力為上。

大動中有小，小動中有大，猶如尺含寸與丈，丈含尺與寸。趙師說，從來劍法（術）不易傳，直來直去且憂含，如若練習砍拔（發）者，笑倒三豐老劍仙。

張三豐修道於武當山，「修道」為其首位功課，兼丟後天拙力。自發功的真氣運行，貫穿全身形成運動，並非外動。後世眾多習拳、教拳者，多依「後天」之力硬打硬功，並無真氣運作，極易傷內，運用打化時也很難隨心所欲。

兩步間距的下樁固然穩定，但若練小於此間距之樁，且又要保持穩定度，可加以丹田混元之功，才可支援八方。

內功的鬆可通經，沉而下氣，步法自能靈活閃

展，易得機得勢發起進攻，防退反應自在其中。進即是退，退即是進，但其銜接並不顯於外，其瞬間的變化頻率之高，對方是難以覺察的。

重心穩定而下沉，意氣下達是內因。人體不練意氣之功，開步的大小，均屬於外在的維持，內有變化才為內功。人站立時，內氣下達為正確，以意領氣下達要自動化。有人拳擊時往往內氣上湧，造成頭重腳輕，如突然被擊即會倒下。內功深厚者，猶如將水換成水銀，會更重更穩。

事物都是在運動中發展，人的身體亦是。若在內封閉的條件下，能輔以按摩、「洗浴」，更有利於氣血的暢行和強大，使身體內外更加堅強。技擊拼的是精神和功力技術，如果能做到以體感領勁運用內功，而且不妄用、不浪費，恰到好處，自己的水準就上升到了一個更高的層次。人的潛在能力、能量是很大的，尚有很多未解之謎。在練武功中，每個人都會有一些感受和體驗說不清道不明，成了「開口即妄，落筆即假」，但確實是真實存在的。

太極武德與養生

德技雙修、文武共進是太極拳的一個突出特徵。

　　楊禹廷老前輩20世紀50年代馳名武林。聽後人回憶，楊老功夫爐火純青，已臻化境，為人卻誠信謙和，虛懷若谷，從不逞勇逼人，與人較技點到為止，決不傷害，哪怕是弟子學生，因此敵怨無人，有口皆碑。楊老從不背後說同行的不是，徒弟若另擇師時，也點頭應允，亦或親自介紹過去，可謂高風亮節了。聽後不禁令人感歎良久。

　　其他如吳圖南前輩，也是胸襟開闊，朗朗大度，與人友善的人品高尚之人。

　　但是，前輩的風範後人多在景仰，卻並不去解風範與拳術的關係，也少有追尋此種武術人格何以養成的。

　　在處處講功名利祿、講競爭、浮躁的現代社會，學拳人更多的是關注太極之「秘」，苦苦求索的是「太極勁兒」，希望能找到瞬間發人於丈外的妙竅。至於道和德就常常被忽略了。

　　但殊不知太極拳是中華武術寶庫中的一個特殊拳種，一朵奇葩。太極拳雖為武術，但決不是暴力的代名詞，它的倫理內涵決定了它的文化特徵，是武德兼備的藝術。

　　從太極拳的源流來看，它應屬於中華道家養練文化的一部分。有人說它的創始者是明代武當山道士張

三豐，在打坐修煉之餘，創下的一個外動練體的方法。因為修煉人盤膝靜養，內動外靜，久之膝、關節、筋骨也會僵化，需輔以外動，內靜才能全面，正如達摩創造了易筋經一樣。

也有人說太極拳只是張三豐傳於民間的九宮太極架的外架而已，後流入武門而成武術的一支。

傳承上有據可考的歷史只能追溯到清代河南陳家溝陳王廷。

然而在道門看來，內家拳法是中華道家養生修煉學的重要內容之一。因為它的拳法拳理和道家哲理與修煉學說是一致的。「武道同源」「拳道合一」，內家拳法源自中華道文化。

太極拳的哲理淵源更為久遠，易之陰陽，道之有無，可以說博大精深的傳統文化、民族思維的獨特觀念在這一拳種上都有所體現。

太極拳不僅僅是武術，也是文化，是體用兼備、身心雙修、文武合一的養練方法。從武的角度看它是術，從文的角度看它是學。從其產生來看，原本是修煉養生所用，是一種謙和、修養性命的功夫。所以很多練拳人由拳而「悟道」，走上了修煉之路。功夫上乘之人，大都深諳道術。

太極之「秘」到哪裡求？好好想想大師們就明白

了，前輩們就像一本書需要今人解讀。他們功夫高深，處世卻為人平和，心境清爽專一，無名利之心，無妒人之念，與人為善，常行方便，身懷絕技，謙虛不爭，洞徹世事，可謂德藝雙馨，心性修養達到了一個很高的層次。

無為而為，靜極生動，無中生有是道的境界，也是太極拳追求的最高境界。因為不執著才能鬆靜自然，才能心境豁達平和，才能天性復歸純淨無染。

武道同理，道為體，拳為用，拳是「道」之顯化，「道」是拳之靈魂。學拳明理，相互促進，淨化心念。若能常常寬容平和，忘我不爭，不起妄念，胸懷開闊，胸無芥蒂，精神充實愉悅，自然氣血就能通達調暢。

心性的變化，關係到人身氣機的變化，清淨自然，即合無為大道，自然要出無不為之果。所以德是很重要的，德正則心安，心安則氣順，功夫也才能進步。明白了拳的道理，才算走上了正道。

太極真諦在哪裡？在自己身上，在自己心中，何須外求？自自然然，靜淨鬆空，心神合一，妙契大道。中正和諧，無為而順其自然而動，才能得無不為之功。大道全在靜中得，靜極而生動，去後天拙力而歸先天，培養一顆清淨自然之心，以平和性情來悟

拳、練拳是很重要的，不求小技而悟本體，久而久之，自然體會得到妙處。

若練拳的目的只是與人較技，習練之中心存妄想，假設他敵，人為努勁，強擰腰身，或追求形體漂亮，執著外象，就和拳之道理背道而馳了。

至於有的拳人，心性不純不靜，浮躁求名，執門派之見，榮譽位次，人際之間，心存芥蒂，不能攜手比肩共同研究先人寶貴遺產，為中華樹立真正品牌，離太極真諦就更相差十萬八千里了。

修煉太極拳的目的眾所周知的是：有利於強身健體，鍛鍊體能，舒筋活血，安康長壽。這只是生理健康的一個方面。

現代醫學已經認識到，人的疾病，85%是由於情緒不良引起，心理因素在其中扮演了重要的角色，尤其是一些現代疾病和與心理壓力有關的疾病，決不是藥物可以治癒的。

人的健康應該是生物學意義和精神上的完全健康狀態，為此聯合國衛生組織對健康的定義進行了兩次修訂，認為健康應是「軀體健康、心理健康、社會適應良好和道德健康」，強調了人的生理與心理、自然性與社會性的不可分割。

中華養生文化從來關注身心合一，天人合一。其

健身養練的獨特方式是性命雙修，這是先人留給我們的無價之寶。太極拳只是其內容之一，由練拳入靜，身心放鬆，心地澄明無礙，放棄一切執著、煩惱，才能體悟虛無大道，體會真空妙有的樂趣。對現代人來講，心性的養練，也是一種審美趣味和文化精神的追求。

太極拳修煉的最終目的不是較技，不是暴力，功夫是修煉過程中自然而出的東西。太極拳最終會走向「拳道合一」的境界，走向自然無為，心平氣和，悟道而得以人格提升。越練越體舒神靜，心地寬厚，能於高層次俯察人生萬象，常生寬容慈悲之心，純淨心性。用今天的話說，是人格的提升，人生境界的追求，或者說是對生活的審美狀態的追求。

太極拳的習練，可以改變人的氣質、性格。太極拳的修煉結果不是養成破壞性的民族性格，如暴力、仇殺，不是提倡快意恩仇、狹隘、怨恨、淺陋；也不是心存芥蒂、逞匹夫之勇，與人爭利，乏陳可愛，這都是對太極拳的誤解。

透過練拳，放鬆自然，從容愉快，心胸越加豁達，而且越鬆靜自然，越能凝聚精氣神，越能體會到勁力，越無為才能有無不為的效應。練拳體驗的是一種率真的生命狀態，外形溫和存威不露，沉雄大度，

記憶體寬容、平和、同情、理解、感覺細膩柔和，為人有真摯同情心，恢復人性的豐富與細膩，追求生活的審美狀態。這種武學精神不正是現代人所缺少的嗎？這是武學中的文化情懷。

真諦不止是出「太極勁兒」，更重要的是要出人格的變化，氣質的變化。武道雙修，健全心理，健全人格，這是中華武學給當代人的饋贈。對這種生命狀態的追求才是拳人追求的「真諦」。

金庸先生曾有過對太極拳的一段論述：「練太極拳，練的主要不是拳腳功夫，而是頭腦中、心靈中的功夫。如果說『以智勝力』恐怕還是說得淺了，最高境界的太極拳，甚至不求發展頭腦中的『智』而是修養一種沖淡平和的人生境界……」（見《太極拳講義》136頁）

金先生到底是聰明人，在快意恩仇之後，終於悟出了武學真諦。

練拳可以悟道，可以得大智慧。以德體道，道德並重。「德」是至德，是自然大道的內在本性，求德是求大智慧。透過練拳去感悟宇宙——人生大系統的規律，自然的天地人的和諧次序，體會中華文化整體辯證的運動觀，一種超越時空的大思維，這種認識論能夠透破很多理論誤區。

太極拳行拳作勢即是在武術之中運化太極之理，學拳明理，由拳入道，一招一式都要達到本然的層次才能參透。

有德有道，有大智慧，人生才不致誤入歧途，這樣做何事而不成就呢，這就是無為無不為的道理了。

從心性修養之德來說，人的心性修養若能到回歸自然，天地人相和諧，這不就是人性異化的復歸嗎？又何愁不能健康長壽呢？

正本清源——太極拳說正解

教習太極拳者多如牛毛，其中偽拳假式很多。拳論中有述及，若問太極何為準？「意氣為君，骨肉為臣」。凡人從事的各種行業，以人的因素為第一，凡有人的存在，也到處可見「偽假」之品氾濫成災。

武術行列的偽劣練式當然不例外，屢見不鮮。每見數十年純功尚未開悟者，比比皆是。此類人士還易圖名圖利，絕無虛心可言，久之，更是害人不利己，一旦被識，後悔晚矣！

拳論中也強調長壽。保持正確養生之練法，當以靜動降濁升清、陰陽相合之體，由內及外行拳作勢，謂太極拳正宗。太極拳或諸種武功練法均當為身心健

康服務，非以表現形式為功夫。

如果違背內功鬆靜自然法，則所練拳式越多越失和。而扭曲形式不正，氣不順，極易逆之。陰陽未判，清濁不清，怎能有體用之妙境？

練拳或教拳者不求甚解，尚未解決自身存在的弊病，就盲目授拳也易違背六合原理，內氣不暢，功式傾斜，無中正安舒可言（要以降沉內在之正氣而定），在沒有內功通達的前提下跨步之大超負荷運動，易導致膝關節疼痛，雙臂展之過大則顯為外力所為，有失圓滿自如。凡整體不得力者，必以腰腿求之。

無極而太極，由內及外，鬆靜而舒展，整體虛靈才為太極拳。違者所練之拳式，均屬「操拳混合加外力」，不可取之。

如何正確保品質地練好精妙入細的太極拳？當選求「明白」之師，能以體感而調身的老師，否則只能得其形式不得竅門，終歸是害人胡鬧。

練式不悟內功終究一場空。學好練好太極功夫，要明白先、後天氣功的交變互化之原理，明白內功運用的體悟感才行。

太極拳起勢之精要

大家熟知的形意拳、八卦掌、太極拳，乃三大內家派系拳術。雖其形式各異而其理相同也。其身形架勢講究身勢之結構，與書法的間架結構道理上是相通的，如不深細研究，則必致失合。失合則阻礙真氣之運行，內勁難出矣。

不明內勁之術，則無以領悟意氣內勁連綿不絕，變化無窮之妙，也無法領悟意、氣、勁三者微妙而運作有如長江大海滔滔不絕的氣勢。

行拳作勢，為身體服務，非以身體為行拳服務。否則，有違內勁的順利產生。以內勁意氣之功行之於外三合，其六合自然而然始成，合乎「道法自然」之理。若違背自然之理，身體失合，也不利養生健身的體用兼備之要求。

祖師張三豐修道於武當山，依真氣運行大小周天、天人合一內功的體悟，為後人創太極拳及武當劍術，教人以後天返先天以濡養身體。余之先師，119歲無疾而終的趙中道宗師所著《太極柔術說明書》中有：「太極拳十三式之套路練法，風行海內外。然惜其內功行氣之法，竊多有失傳矣……」

　　余對蜚聲海內外、具有群眾基礎的太極拳現有的情況及其品質進行多年觀察，覺得有必要在突出武德的同時著力提高內在的品質，故公開余之得傳及絕無僅有的練習體驗，以利大眾。

　　太極拳乃博大精深之術，古之相傳教極其嚴格謹細，透過反覆實踐練習，以求實知真功。

　　現下每見眾多授拳拳師，甚至是老拳師，自身尚未開悟然而身教他人，細緻之理又難教導清楚、正確，自以為是，自習誤己，授拳則誤人也。

　　常見的易出錯誤是姿勢有違中正，下蹲時將力集坐在自己的身體上，僵硬而無騰挪之意，無柔化的體悟，不能達「無過不及」的準確、靈敏，以後天拙力而勉強表現太極拳諸式的圓滿等，其實際是機械動作，內外毫無鬆柔勁力，違背「意氣為君，骨肉為臣」的太極之理。

　　先向諸君介紹太極拳無一處不是陰陽的「起勢」。站立即為整體之勢，內意下達，雙臂忌用「橫勁」而上起。雙手上起非是手臂向上，而是手指梢向前有放箭遠達之意，手臂為舒而展的形式，雙手掌一氣而起，意念點在掌背，為掤勁，掌指為吸提。如此便能分清手心與手背的虛實、陰陽。不明此理，則為片面而失去行氣的含義。

　　陰陽互為，能促手三陰三陽而利血行，使其自然展而通，避免了蠻練橫力的弊端。正確的姿勢有利於鬆而柔化，氣通勁順而合，處處圓潤，無一死角。所以不應把精深的太極拳學練成肢體運動。讀者如欲詳求，敬請參考關永年著大展出版社有限公司出版發行的《太極內功養身術》。

談形意拳的武德真意

　　形意拳以教學為首者，當重武德，武德包括教人之德。前輩云：「練拳術者，練一身極好之技術，與人相較亦極其勇敢倒容易，十人之中可以練成七八個矣。若能教育人者，再自己功夫極純，身體動作極其和順，拆理亦極其明詳，令人容易領會，可以做後學之表率，如此人者，十人之中難得一二人矣。」（《拳意述真》38頁「白西園論形意拳」）。

　　其實練出一身好技術也並非易事，教人就更難，難於自練。教人之德，除了言語態度愛護後學，嚴格要求，更重要的是能保持正宗品質，這樣才叫發揚光大中華武學的精髓。

　　形意拳是內家拳之一種，其形式極為樸實，至易至簡，久練自得中和之氣。其理與道合一，「養靈根

而靜心者謂之修道也，固靈根而動心者武藝也」。若內有心得，能把握內功之勁行拳作勢，神氣中和，外形和順，練久自會得其妙道，非力之所及。若教人者，不明拳術之理，往往會搞錯，造成誤會，引後學入歧途。不懂無力，以心行功，不懂鬆靜自然產生內勁，自己經絡尚且不通，神意運用尚且不懂，又如何教人？如何談得上武德呢？

經絡貫通，心腎交泰，內外合一。誠於中而形於外。外為動作和順而不散亂，上下相連，手足相合。內則神氣舒展清虛，圓通活潑不滯，內外形氣神合住，六合自治，練到身輕靈動之化境，才能體現內功有道之至善至德。

所謂「形意三年打死人」之說，是相對太極拳習練時間的說法罷了。雖說形意拳形式至簡，但得其中和也並非易事。需要入門路正，透過練明勁、暗勁、化勁而循序漸進。

若練拳目的只是崇尚暴力，與人較技，便和拳理背道而馳，還哪裡能得到高超的技藝呢？

還有人認為傳統武術是古代農業社會的產物，是古代人的哲學情懷，不適應當代社會節奏，不過是老年人健身之術而已。這種認識實在低估了我們優秀文化遺產的價值了。

中華武術是文化之術，尤其是內家功夫，其最高境界在於得道立德，形意拳、八卦掌、太極拳皆如此，是中華道文化、易文化哲理精神的體現。

練拳的過程是個變化的過程，這點前輩高人多有闡述。如《拳意述真》裡就有「形意拳之道無他，不過變化人之氣質得其中和而已」，習拳者要細加體會。學拳要明理，形意拳透過練三步功夫易骨、易筋、洗髓，最終會變化氣質，復歸本性自然。

久練精進不僅僅體能會得以改變，如健康長壽，少生疾病，增強免疫力，心理也會發生變化的。生活有節，心境常安寧愉悅、身心平和、氣順不逆、神寧意泰、閑和安詳，自然生活中少了許多無謂的煩惱，心理得到平衡調整，進而精神氣質也要變化，神完氣足、言行氣勢雄渾大度、襟懷日益寬廣，這些都是得中和之氣的武術氣質了。

總之，武道雙修會出人格的變化，培養健全的心理、健全的人格、身心和諧的人。武德要求的尊師愛友、與人為善、重道義講信用，能使我們與他人、與社會和諧相處，這些良好品德和今日社會宣導的精神文明、集體主義精神、科學生活方式是並行不悖的。

前輩人的文化遺產對當代人同樣有意義，身心和諧、健康是每個人都追求的生活品質，並非物欲唯

一。天人和諧之道也是現代科學精神的指向。

關懷生命、關懷自然，是中華文化的永久情懷，雖說傳統文化精神是古人對自然、對生命的感悟，對人與自然關係的理解，對生存狀態的追求。但是傳統文化精神也是歷史性的，一脈相承的。今人的生活方式雖然變了，生存的原則卻依然，生命的體驗是歷史地傳承下來的。

武術正是這種精神的載體，武術不僅有養生作用，也是身心和諧、性命雙修的大學問。其修煉的原則合於生命之道，在今天看來也是十分科學的，它主張的性命雙修、德藝雙馨、知行合一都是對生命和諧狀態的追求，其意義是非常深刻的，只是我們珍惜和發掘的不夠。武術文化遺產的弘揚是我輩人義不容辭的責任，我們要加以認真研究才是。

關永年先生的太極拳教學方法——扶功法
李力

關永年先生對武德有獨到的認識，認為教真功夫才叫武德高尚，不誤人子弟乃叫武德。他在教學活動中主要運用的方法就是扶功，即帶功扶教法。關先生非常重視扶功的作用，認為扶功可以排除內應力以激

發學生潛在的能量。

　　關先生認為教功有方需自身有功，自己身上通了，有利於糾正他人之偏。身有內功，感受力特別強，經驗豐富，看一眼便知毛病何在，能以意氣扶領。一握手便知對方的體感情況，能給予指導，使入正宗之門。這其中自然也包括講授拳理拳法，精闢詮解，詳加分析。

　　關先生說每一招式都有精義、有陰陽、有變化，學拳少而精勝於多而亂，主張以一式悟多式，均可通達。作為老師，能扶功是真傳授，扶領內勁使式通達而自正。若自身尚且不通，學生有毛病感覺不出，不能給予糾正，會誤人子弟的。所以，太極拳也好，形意拳也好，自己無功教不了別人，不是誰都可以教人的。

　　扶功首要是扶正，使學者動作到位，順遂、自然，打下良好的基礎，如此經久習練才能感而遂通。入門入手方法得當，方不致走入歧途。對於已有毛病者，扶功也有利於其糾正。

　　因很多學拳者習拳多年，往往覺得自己懂了，實則每一舉動無論內外都違背拳理，違背虛心實腹、道法自然，阻礙經絡的正常運行。

　　學拳容易改拳難，啟蒙老師非常重要，初學常常

先入為主，一旦身上找到一種感覺容易固定下來，成為一種標準、參照系，如再加以習練鞏固，熟練了成為一種習慣，很難改變，僵化的空架子，幾十年都沒進展，改起來也難，「練一年改三年」，甚至成為一輩子的痼疾，這點教訓，相信很多人深有體會。

　　不少學拳者，執著於外形動作，不明拳理，追求拳架子「美觀」「好看」，腿踢得高、腰撐得活，結果是渾身亂動，抻來撐去，前弓後蹬，前後錯位，實質上使內氣脫節，越練越錯。現在有很多人訴說練太極拳致關節不適，特別是下肢。關先生認為這是人為下壓導致之弊，以力所堆的結果，人為使力努勁，求功心切，不得要領。還有人一生在盤空拳架，不懂理法，不知太極拳練的是什麼。

　　太極拳入門需要找「明師」，即明白理法的老師，有豐富教學經驗的老師，透過扶功引領使學者易於通達開悟，是正確進入太極門的關鍵。

　　據筆者學拳多年的體會，老師扶功與不扶有天壤之別，決不是擺擺拳架子的事。老師身上通了，有整體鬆柔之功，一領勁兒感覺特別順暢。

　　老師領功似用神意，輕扶到手上意氣便舒展過來，體感直接傳達到學生身上，學者也不由自主地放鬆下來，有時一下就有了感覺，這種感覺和此前身上

擰著勁兒的感覺足不一樣的，多多體會，毛病也就容易得到糾正了。由於拳理深奧，功夫未到不易理解，但是透過老師扶功，體感的東西卻是直接傳達的，而且印象深刻，當然要練到自己身上並非易事，但起碼有了一個明白的標準。

扶功教法還有一個長處，即個性化教學，老師可以根據學生不同的資質、體質、程度差異因材施教。同一個老師，同一種進度，每一個學生的體能、功力、悟性、進展程度都會不同，扶功教練法較好地解決了這一難題。

聽勁兒也是扶功的重要內容，也可以說是扶功更深層次的教授法，這要在學生有了一定的基礎之上施教。說是「聽」，其實並不是用耳去聽，是用觸覺去感受，用全身心去感覺。由扶師之身，感受內勁兒的來路和形式，如此聽之扶之，久而懂勁，長見識，長功夫，也激發求知欲。

太極拳是非常獨特的一個拳種，練的不是皮肉筋骨和外架的勇猛威武，而是內裡的中和之氣，神氣合一的自然舒展，柔軟而至剛的辯證運動，要求老師有深厚的內力，有真功夫才能指點學生。說拳包括說理、說法和扶功。

關先生常說太極拳練的是敏感性，人的感覺是極

其微妙細緻的，可以細緻到對「氣」和「神」的感受，用意識可把神氣引動、舒展出來，證明出來。

太極拳的這種教練方法是有傳統的，至今無可替代。在科技、傳媒、音像如此發達精細的現代社會，至今也沒有更好的形式代替傳統的扶功教練法。錄影、光碟雖然在普及方面做出了巨大貢獻，但也只是欣賞的普及而已，是決不可能引人登堂入室的，看著光碟、錄影帶練拳，根本連太極之門也進不去的。

寶典是前輩智慧的結晶，最終成就的總結，想依寶典成就是有前提的，功夫未到那一層，一看就易誤解，必定誤入歧途，尤其是初學。若身上到了那個層次，身上懂了，理論上自然就逐一通達了。身上沒到用理論來套，焉能不錯哉。可見真功必須有老師、有明師指點。

扶功，這種獨特的太極拳教練方法，帶有中國審美文化的特點。是一種無仲介的生命體感的直接傳達，是活生生的、流動的、變化的、有機的、經過訓練而有序的生命內力的整體放射、感覺和被感覺。即使心傳口授也無法替代扶功的作用，體感的東西至微至妙，必須要去親身體驗，以身證、心證，即由生命實踐的過程，以個體生命印證的形式來證悟它。

內在的、細微的、感覺的東西是難以邏輯解讀

的，語言概念難以準確傳達，這也就是為什麼那麼多
的現代「寶典」都成了套路大全的原因了。依葫蘆畫
瓢只能練出太極操，真功在語言之外。

在太極拳領域中，語言通道不是絕對有效的，習
練者要想始終走在正道上，必須有老師把手教，看著
練，隨時糾正悟得不對之處，微小的錯誤也會導致
「差之毫釐，謬以千里」。

言不能盡意，太極拳是功夫，也是藝術，是人體
鬆柔的藝術，語言符號不能表達真實本質的部分，體
感卻可以直接傳導、投射，以彌補語言之局限。生命
是有場的，可以直接被感知，經由「扶功」「聽勁」
的特殊管道來抒發生命的能量。

太極拳是以生命實踐為基礎的養練之道，道是難
以邏輯解讀的，太極拳本來也不是思維的產物，作為
道之僵化和運用，得功需要「領悟」，「領悟」包括
感覺、體會、理解、模仿，即用整體身心來感受陰陽
變化之道理。這也就是東方之「神秘」、太極之「神
秘」對世人永久的魅力吧！

在這個語言符號為仲介的世界，中國功夫上遺留
的現象是很有意思的，它體現著中國審美文化的本質
特徵，太極拳是可以經由審美的角度來透視的。

看關永年先生演練和講解太極拳起勢

余池明

「流行的太極拳起勢都不對，違背太極拳理」，這句話我聽關老師說過好幾遍。說實話，開始聽到這句話，我感到難以接受。是不是太絕對了？我以為太極拳起勢的對錯在於姿勢對不對，所謂流行的太極拳就是公園裡到處練的太極拳，只要按太極拳的基本要求做，會錯到哪兒呢？

一天拜訪關老師時，他出示一篇剛寫完的文章，題目叫《談太極「起勢」之精要》，大意說：

行拳作勢，為身體服務，非以身體為行拳服務，否則，有違內勁的順利產生。以內勁意氣之功行之於外三合，其六合自然而然始成，合乎「道法自然」之理。若違背自然之理，身體失合，也不利養身健身的體用兼備之要求……常見的易出錯誤是姿勢有違中正，下蹲時將力集中在自己的身體上，僵硬而無騰挪之意，無柔化的體悟，不能達到準確、靈敏，以後天拙力而勉強表現太極拳諸式的圓滿等，其實際是機械動作，內外毫無鬆柔勁力，違背「意氣為君，骨肉為臣」的太極之理。初步瞭解到錯誤主要會出在內勁和

意氣運行方面，但仍沒有直觀的印象。

後來，又一次拜訪關老師，談論中，他又提到「流行的太極拳起勢都不對，違背太極拳理」，我趁機問錯在哪裡。

關老師站起來邊說邊演示。他先按流行的方式做了一下開步、起掤落按和抱球，然後按他的正確方式演示了兩遍，邊演示邊說：

練太極拳要體會人身無處不太極的意義，一舉動就要分清陰陽虛實。開始自然站立為無極勢，要內靜無念，身法中正平和，輕靈、頂頭懸，勢含預動。重心由內在的意氣潛在轉換，左腳劃一似曲非曲的弧線橫開一步，不需要大幅度的動作，上身可看不出變化。然後虛心實腹，意氣下行到湧泉，腳下踩意，以腰帶動兩臂上掤，手背為掤意，手心吸意，分清手心手背的陰陽，到與肩平時，微塌腕。手指向前如放箭之意（*此式可練會內外氣發放之功用*）。隨即屈膝下腰，帶動兩手走弧線按到胯前，虎口撐圓，此為按式。這就是太極拳正確的起落式方法。

聽著關老師的講解，看著關老師的演示，與公園、大街上和自己平時練的確有天壤之別。正確的起勢有圓活之趣，陰陽折疊轉換分明，給人以靈動的感覺。

關永年先生談太極拳的起源和練拳成功的要素

關永年先生認為，根據靜極生動的太極原理，太極拳當起源於張三豐在武當山修道靜坐過程中。由靜生動，產生內動而帶動肢體的調整動作，演變成太極拳。關永年先生此說，既本於靜極生動的太極拳理，又本於自己60年練拳、教拳和創拳的體會。

關永年先生說初認胡耀貞老師時，胡老師說只要一坐下（關老師邊說邊坐下做了一個雙手相疊的動作）就能長功，當時不信，因為自己沒有體會。後來體會到了，就明白了，對胡老師領自己入武學之門非常感激。現在認識到一切功能都出於靜坐，人類對人體的奧秘還遠遠沒有瞭解，拳術套路不過是雕蟲小技而已。

在自身經絡貫通以後，加上明白拳理之後，就可以以體感行拳，並創編符合人體規律的拳術。也可以透過扶功引勁，引導學生內勁通達，調整身勢身法。關永年先生說不練死拳練活拳，正因為自己把孫式活步開合太極拳練活了，又廣泛吸收各家太極拳的優點，所以在上世紀80年代創編出的太極內功養生拳243式，追求更嚴謹、更精細。以後又相繼簡化出60式、太極養生13式和太極混元一氣功37式。

　　另外，還根據太極柔術創行步功、太極柔術十式、太極棒保健功、太極棒童子功，本著弘揚太極從娃娃抓起的理念，創編了太極棒幼兒操在中央電視臺播出。還根據形意拳創編形意連拳。

　　認為太極拳式可以如長江大河滔滔不絕，而萬變不離其宗，而這就是人體意氣運動之理。

　　根據自己練拳創拳的體會，關先生認為，練好太極拳要根據自身的情況借鑒各家之長，善於配方。例如，太極養生十三式就是關永年先生從自己創編的248式太極內功養生拳中簡化出來的養生套路，式子雖不多，但內涵豐富，包含了太極拳的精華內容。它吸取了孫式的活步及開合、楊式的綿裡藏針、陳式的順逆纏絲、吳式的內外化勁、趙中道柔術抖彈、胡耀貞的意氣之功等精要。

　　練拳不練功，到老一場空。得法容易得竅難，練拳容易養氣難。太極拳，需要十年養氣之功。練功要分清先天和後天，退後天拙力和內應力，返先天內功。人即使坐著不動，身體也存在內應力。必須透過練習，先求柔化，消除後天拙力和內應力，方可產生柔中生剛，剛柔相濟的太極內功。

　　練內家拳要善於借鑒，如虎撲厲害，是天然的本能，形意拳虎形借鑒老虎撲食之長，取其威猛之勢。

猴最靈動，即使泰森遇到猴子也沒有辦法。練拳練出猴之靈性，即可得散打的訣竅，出其不意，變化無窮。

總之，按照太極拳理和人體自身的自然規律練拳，就能夠做到：降濁升陽氣自清，閃展騰挪益身心，不練死拳練活拳，太極化境混元成。

讓中華武術走向世界
——記太極內功養生拳創編人關永年先生
紀成

1992年6月，以香港小姐李秋林、劉殷伶、盧淑儀、張雪玲四人組成的「香港小姐親善訪問團」來到北京。在京的數日裡，雄偉的古都風貌給她們留下了深刻的印象，在同民間文化界接觸的過程中，有一個人令她們留戀至今，他那神奇的功法意境不僅表現出了中華武魂的精髓，也給予小姐們以莫大的啟益。他就是我國著名的太極內功養生拳創編人關永年先生。

1937年，關永年出生於一個世族大家庭裡。自幼便秉承名師傳授內家拳法，深得蜚聲武林「李氏三傑」之「六合心意拳術」、國術大師孫祿堂「開合太極拳」之精髓，成年後，他還兼習形意拳、太極拳、

八卦掌等，曾先後從業於先天氣功柔術家趙中道及胡耀貞、吳圖南、張際芝等名家，他在研究諸家太極精髓的基礎上，歷30餘載的反覆研究，編創成了「關氏太極養生拳」，自成一家，補前人之所失，開後人之新境。

關永年先生所創的這套內家養生拳法，深入淺出，該功以先天為基礎以後天為輔助，以意領神，神形合一，剛柔相濟，具有養生和技擊的雙重妙用，尤其對治療各種慢性疾病有奇效。該功行世之後，深為各層各界人士所鍾愛，拳法普及之處，常為當地人所敬仰，在海外友人心中也擁有相當的地位。

1992年，年屆九十高齡的臺灣楊氏太極拳第九代傳人楊老先生率團來北京遊覽，專程就教於關永年先生，雙方暢敘之際，這位寶島來的老人對他的內功理論深表欽佩，再三表示一定要將他的功法理論介紹到臺灣，並歡迎他到臺灣去講學。

拳法只是關永年普及太極內功的一種方式。這些年來，為了能夠讓更多的人瞭解太極內功，弘揚中華武術文化，他常常徜徉於大自然之間，從中領悟自然的神韻，並將之加入自己的心得中。他在翻查了大量古人手札、收編了大量資料的基礎上，先後編寫了《太極內功養生術》、《太極棒氣功》、《太極棒幼

兒操》（中央電視臺專題講播）、《形意五生拳》等
專著，並在雜誌社發表論文多篇，從理論上對太極內
功做了闡述，從而使人們對這一功法能夠有一個全面
透徹的瞭解。他的論著，不僅在大陸地區擁有眾多的
讀者，而且在日本、臺灣等地有售，博得海外友人較
高的評價。

近幾年來，關永年先生在積極整理有關太極拳內
家功法理論的同時，還積極地參與社會活動，他不僅
多次為國外友人、臺灣港澳同胞進行表演，傳授心
法，為各種國際班學員進行專題講座；還在兼任北京
大學客座武術教授的同時，廣泛地同社會各界保持著
聯繫，他的學人弟子遍及海內外的各個階層，台港的
一些同行也紛紛邀請他前去講學，可以說，關永年的
名字已與太極內功連結在一起了。

針對以往取得的這些成就，關永年先生謙遜地
說：「這只是我應該做的一點點。弘揚中華傳統文
化，使中華武術走向世界，這才是我們應該做的。讓
國人都能夠擁有一個強健的體魄，壯大我華夏民族之
魂，這是當今這一偉大時代賦予我們的使命，我們也
只有在這一大時代裡才能更新自我，找到生命的價
值。這不僅是我所想做的，也是我們這一時代人所應
該做的。」

致關老師

程斌

今天下雪了，很細碎，沒有大片的雪花，天氣也不是很寒冷。就像我現在的功夫，清淺無用，只有一點點，但是在乾燥的冬季，讓人欣喜不已。

2014年末，回想這一年的春夏秋冬，每次上課的磕磕碰碰，您提前準備好的茶水、紅棗，還有優酪乳；臨走時塞給我的蔬菜——我珍惜和您度過的每分每秒。和老師的緣分亦很奇妙，我好像認識您很久了。好像有許多塵封的記憶不得開啟。但是這些記憶帶來的濃厚的慣性，讓我覺得您無比熟悉。

所以跟您說話常常不拘禮，無所禁忌，我也知道您不會對我生氣。佛法大海，信為能入、智為能度。信是一切的開始。您總是問，我怎麼一下就那麼相信您。這個問題我也無法回答，就是深信不疑。倘若嘗試著對您有一點兒懷疑，心裡就會很難受，說不出來的難過，無法去懷疑。

我不明白電影、電視裡的那些師徒，怎麼會起猜忌，怎麼會互相詆毀。師徒之情，厚重，情到深處無怨尤。

　　您讓我的生命變得安全、豐厚。您教會我的東西是一場盛宴。

　　對關老師，唯有感恩。

　　時光不再來，師恩亦難報。

　　最近略讀了點書，頗有些感慨。對於身體—肉身的研究，我們道家是世界上最先進的了。西方世界的信仰，都是以肉身為禁忌。以折磨肉體得解脫。他們用釘子釘入四肢，看那些油畫彷彿能聽見骨頭碎裂的聲音。道家透過修煉肉體，以有形練無形，最後甚至成仙升天，他們西方人簡直是不可想像的。

　　從高中時候16歲起，我就開始接受西方教育，基本上課程都是全英文授課。我喜歡跟他們一樣，冬天喝冰水，穿涼鞋露出腳趾頭，一邊吃冰淇淋一邊喝咖啡。從大學畢業開始，我周遊世界，努力掙錢，使勁花錢。過得很開心。

　　那時候我很看不起國人，覺得美國最先進。可惜把好好的青春歲月浪費掉了。

　　幾年前，我偶然好奇去一個朋友家裡，聽說他家來了位藏族大喇嘛。這位大喇嘛不會漢語，長期在山洞裡閉關，從不出來，已經80多歲了，也只有很少的弟子。

　　那天碰巧是農曆六月初一。我進了小屋，坐在大

喇嘛和他的侍者床前的地毯上。大喇嘛對我說了一段話。他的侍者翻譯給我說：「你是我們的人。你前幾世都是我們措卡寺的！今天是初一，你終於來了。」

我傻掉了，問：「你們是誰？」

侍者回答：「記住，我們是藏傳寧瑪派的。漢語就是舊了的紅色的意思。」

接下來，大喇嘛——色龍多吉仁波切給我起了名字：松吉卓瑪。又給了我一串金黃色的 108 顆水晶佛珠，教我念了一句蓮師心咒，囑咐我，要好好修行，不懶怠。他告訴我，如我能不浪費時間，精進修行，此生必有成就。

從那以後，我突然知道自己該幹些什麼了。不再滿世界地玩，大把耗費光陰。

然而那時候我的身體也出現了很大的虧空。長期的失眠和無規律、倒時差的生活讓我的身體無法安靜坦然，集中精力地誦經持咒。

我從空中墜落。

幸好您接住了我。

關永年內功體用簡論

一、內功養生

心息相依先天理，後天調息難上乘。
呼吸忘息練神氣，中樞主調肺金氣。
內功原則鬆靜展，鬆靜助氣虛無生。
太極展呼而放遠，哼哈二氣為體用。
收視反觀為養神，丹田正是心宮殿。
三田合一統一體，內講三合總講六。

二、精創套路

吾創太極十三勢，大超二十四式質。
有如白水廣泛用，人人易習促健康。
小學大學最佳選，尚創一套快速拳。
隨附：
郭林氣功癌剋星，手術傷元養生補。
健身氣功恢復康，新創氣功鬆柔棍。
內氣升降起伏動，源於太棒演變來。
呼呼而吸行走練，學者數萬況康壽。
耗氧體育不可取，人品高尚畫亦名。

關永年太極內功養生體悟論

從勁練拳保主宰，中正和合乃正宗，
體感之妙體驗得，舒筋活血促代謝，
否則失合弊病多。

太極圖說尚未明，盲目揮拳成套路，
有如火車脫軌行，凡動腰腿必偏墮，
四肢失主傾象生。沒有明師把竅點，
永遠糊塗終無成。

整體妄動失規矩，道法自然哪裡尋，
由內及外忘三豐。三豐修道武當山，
真氣運行成運動。靜動互根統一體，
武氣分開片面錯。真正體育基太極，
內壯外勇健康得。形鬆意緊突內運，
敏捷速度自領先，戰無不勝有真理。

中道柔功更神奇，鬆空無意乃真精。
火候不到難思議，無中生有更別提。
只有修煉成功道，簡而易行出奇蹟。

易靜易鬆行正道，積久顯功乃大成。

修煉體態無濁力，太極和合體自然。
坐立靜功無所求，虛無一氣住丹田。
達摩由來一字無，全憑心意用功夫。

拳論精選

太極拳論　王宗岳

太極者，無極而生，陰陽之母也。動之則分，靜之則合。無過不及，隨屈就伸。人剛我柔謂之走，我順人背謂之粘。動急則急應，動緩則緩隨。雖變化萬端，而理唯一貫。由著熟而漸悟懂勁，由懂勁而階及神明。然非用力之久，不能豁然貫通焉。虛領頂勁，氣沉丹田，不偏不倚，忽隱忽現。左重則左虛，右重則右杳。仰之則彌高，俯之則彌深。進之則愈長，退之則愈促。一羽不能加，蠅蟲不能落。人不知我，我獨知人，英雄所向無敵，蓋皆由此而及也。斯技旁門甚多，雖勢有區別，概不外壯欺弱，慢讓快耳。有力打無力，手慢讓手快，是皆先天自然之能，非關學力而有為也。察四兩撥千斤之句，顯非力勝！觀耄耋能

禦眾之形，快何能為？立如秤準，活似車輪，偏沉則隨，雙重則滯。每見數年純功，不能運化者，率皆自為人制，雙重之病未悟耳。欲避此病，須知陰陽。粘即是走，走即是粘。陽不離陰，陰不離陽，陰陽相濟，方為懂勁。懂勁後，愈練愈精，默識揣摩，漸至從心所欲。本是捨己從人，多誤捨近求遠。所謂差之毫釐，謬之千里，學者不可不詳辨焉。是為論。

太極拳論

未有天地以前，太空無窮之中，渾然一氣，乃為無極，無極而太極，太極者，天地之根荄，萬物之原始也。太極拳者，一舉動，周身俱要輕靈，尤須貫串。氣宜鼓蕩，神宜內斂。無使有缺陷處，無使有凸凹處，無使有斷續處。其根在腳，發於腿，主宰於腰，形於手指。由腳而腿而腰，總須完整一氣。向前退後，乃能得機得勢。有不得機得勢處，身便散亂。其病必於腰腿求之。上下前後左右皆然。凡此皆是意，不在外面而在內也。有上即有下，有前即有後，有左即有右。如意要向上即寓下意。若將物掀起而加以挫之之意。斯其根自斷，乃壞之速而無疑。虛實宜分清楚，一處自有一處虛實，處處總此一虛實，周身節節貫串，無令絲毫間斷耳。

十三勢行功心解

　　以心行氣，務令沉著，乃能收斂入骨。以氣運身，務令順遂，乃能便利從心。精神能提得起，則無遲重之虞，所謂頂頭懸也。意氣須換得靈，乃有圓活之趣，所謂變化虛實是也。發勁須沉著鬆靜，專注一方。立身中正安舒，支撐八面。行氣如九曲珠，無微不至。運勁如百煉鋼，何堅不摧！形如搏兔之鶻，神如捕鼠之貓。靜如山嶽，動若江河。蓄勁如張弓，發勁如放箭。曲中求直，蓄而後發。力由脊發，步隨身換。收即是放，放即是收，斷而復連。往復須有折迭，進退須有轉換。極柔軟然後極堅剛，能呼吸然後能靈活。氣以直養而無害，勁以曲蓄而有餘。心為令，氣為旗，腰為纛。先求開展，後求緊湊，乃可臻於縝密也。

　　又曰：先在心，後在身。腹鬆淨，氣斂入骨。神舒體靜，刻刻在心。切記一動無有不動，一靜無有不靜。牽動往來氣貼背，斂入脊骨。內固精神，外示安逸。邁步如貓行，運勁如抽絲。全身意在精神，不在氣，在氣則滯。有氣者無力，無氣者純剛。氣如車輪，腰如車軸。

十三勢歌訣

十三總勢莫輕視，命意源頭在腰隙。

變轉虛實須留意，氣遍身軀不少滯。

靜中觸動動猶靜，因敵變化示神奇。

勢勢存心揆用意，得來不覺費功夫。

刻刻留心在腰間，腹內鬆靜氣騰然。

尾閭中正神貫頂，滿身輕利頂頭懸。

仔細留心向推求，屈伸開合聽自由。

入門引路須口授，功夫無息法自修。

若言體用何為準，意氣君來骨肉臣。

想推用意終何在，益壽延年不老春。

歌兮歌兮百四十，字字真切義無遺。

若不向此推求去，枉費工夫貽嘆惜。

推手歌訣

掤捋擠按須認真，上下相隨人難進。

任他巨力來打我，牽動四兩撥千金。

引進落空合即出，沾連黏隨不丟頂。

彼不動時己不動，彼若微動己先動；

似鬆未鬆，似展未展，勁若斷時意不斷。

五字訣　李亦畬

心靜

心不靜，則不專。一舉手，前後左右，全無定向，故要心靜。起初舉動未能由己，要息心體認，隨人所動，隨屈就伸，不丟不頂，勿自伸縮。彼有力我亦有力，我力在先；彼無力我亦無力，我意仍在先。要刻刻留心，挨何處心要用在何處，須向不丟不頂中討消息。從此做去，日積月累，便能施之於身。此全是用意，不是用勁，久之則人為我所制，我不為人制矣。

身靈

身滯，則進退不能自如，故要身靈。舉手不可有呆像。彼之力方覺侵我皮毛，我之意已入彼骨裡。兩手支撐，一氣貫穿。左重則左虛，而右已去；右重則右虛，而左已去。氣如車輪，周身俱要相隨，有不相隨處，身便散亂，便不得力，其病於腰腿求之。先以心使身，從人不從己。後身能從心，由己仍是從人。由己則滯，從人則活。能從人，手上便有分寸。量彼勁之大小，分釐不錯；權彼來之長短，毫髮無差。前

進後退，處處恰合。工彌久而技彌精矣。

氣斂

氣勢散漫，便無含蓄，身易散亂。務使氣斂入脊骨。呼吸通靈，周身罔間。吸為合為蓄，呼為開為發。蓋吸則自然提得起，亦拿得人起；呼則自然沉得下，亦放得人出。此是以意運氣，非以力使氣也。

勁整

一身之勁，練成一家。分清虛實，發勁要有根源。勁起腳根，主於腰間，形於手指，發於脊背。又要提起全副精神，於彼勁將出未發之際，我勁已接入彼勁，恰好不後不先，如皮燃火，如泉湧出。前進後退，無絲毫散亂，曲中求直，蓄而後發，方能隨手奏效。此謂「借力打人，四兩撥千斤」也。

神聚

上四者具備，總歸神聚。神聚則一氣鼓鑄。練氣歸神，氣勢騰挪。精神貫注，開合有致，虛實清楚。左虛則右實，右虛則左實。虛非全然無力，氣勢要有騰挪。實非全然占煞，精神要貴貫注。緊要全在胸中腰間運化不在外面。力從人借，氣由脊發。胡能氣由

脊發？氣向下沉，由兩肩收於脊骨，注於腰間，此氣
之由上而下也，謂之合。由腰形於脊骨，布於兩膊，
施於手指，此氣之由下而上也，謂之開。合便是收，
開即是放。能懂得開合，便知陰陽。到此地位，工用
一日，技精一日，漸至從心所欲，罔不如意矣。

撒放秘訣　李亦畬

擎、引、鬆、放

擎起彼勁借彼力。（中有靈字）

引到身前勁始蓄。（中有斂字）

鬆開我勁勿使曲。（中有靜字）

放時腰腳認端的。（中有整字）

走架打手行功要言　李亦畬

昔人云：「能引進落空，便能四兩撥千斤；不能
引進落空，不能四兩撥千斤。」語甚概括，初學未由
領悟，余加數語解之，俾有志斯技者，得所從入，庶
日進有功矣。欲要引進落空，四兩撥千斤，先要知己
知彼。欲要知己知彼，先要捨己從人。欲要捨己從
人，先要得機得勢。欲要得機得勢，先要周身一家。
欲要周身一家，先要周身無缺陷。欲要周身無缺陷，
先要神氣鼓蕩。欲要神氣鼓蕩，先要提起精神。欲要

提起精神，先要神氣不外散。欲要神氣不外散，先要神氣收斂入骨。欲要神氣收斂入骨，先要兩股前節有力、兩肩鬆開、氣向下沉。勁起於腳根，變換在腿，含蓄在胸，運動在兩肩，主宰於腰。上於兩膊相繫，下與兩腿相隨。勁由內換。收便是合，放即是開。靜則俱靜，靜是合，合中寓開；動則俱動，動是開，開中寓合。觸之則旋轉自如，無不得力，才能引進落空，四兩撥千斤。平日走架是知己功夫。一動勢先問自己周身合上數項否，少有不合，即速改換。走架所以要慢不要快。打手是知人功夫，動靜固是知人，仍是問己。自己安排得好，人一挨我，我不動彼絲毫，趁勢而入，接定彼勁，彼自跌出。如自己有不得力處，便是雙重未化，要於陰陽開合求之。所謂「知己知彼，百戰百勝」也。

歡迎至本公司購買書籍

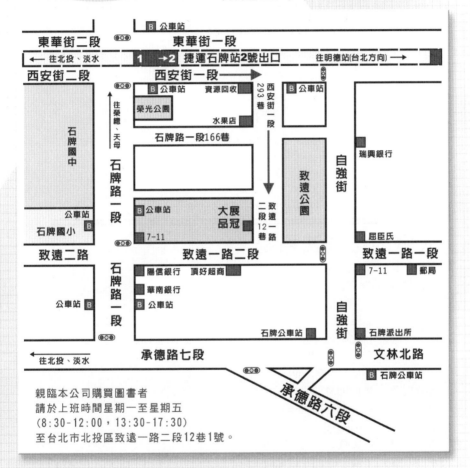

親臨本公司購買圖書者
請於上班時間星期一至星期五
(8:30-12:00, 13:30-17:30)
至台北市北投區致遠一路二段12巷1號。

建議路線
1. 搭乘捷運
    淡水信義線石牌站下車,由月台上二號出口出站,二號出口出站後靠右邊,沿著捷運高架往台北方向走(往明德站方向),其街名為西安街,約80公尺後至西安街一段293巷進入(巷口有一公車站牌,站名為自強街口,勿超過紅綠燈),再步行約200公尺可達本公司,本公司面對致遠公園。

2. 自行開車或騎車
    由承德路接石牌路,看到陽信銀行右轉,此條即為致遠一路二段,在遇到自強街(紅綠燈)前的巷子左轉,即可看到本公司招牌。

國家圖書館出版品預行編目資料

太極內功簡法揭秘／關永年　著
——初版，——臺北市，大展，2018〔民107.06〕
面；21公分 ——（武術特輯；159）
ISBN 978－986－346－212－5（平裝）
1.氣功　2.太極拳
411.12　　　　　　　　　　　　107005832

太極內功簡法揭秘

著　　者／關永年
責任編輯／朱曉峰
發 行 人／蔡森明
出 版 者／大展出版社有限公司
社　　址／台北市北投區（石牌）致遠一路2段12巷1號
電　　話／（02）28236031・28236033・28233123
傳　　眞／（02）28272069
郵政劃撥／01669551
網　　址／www.dah-jaan.com.tw
E - mail／service@dah-jaan.com.tw
登 記 證／局版臺業字第2171號
承 印 者／傳興印刷有限公司
裝　　訂／眾友企業公司
排 版 者／弘益電腦排版有限公司
授 權 者／北京人民體育出版社
初版1刷／2018年（民107）6月

定價／230元

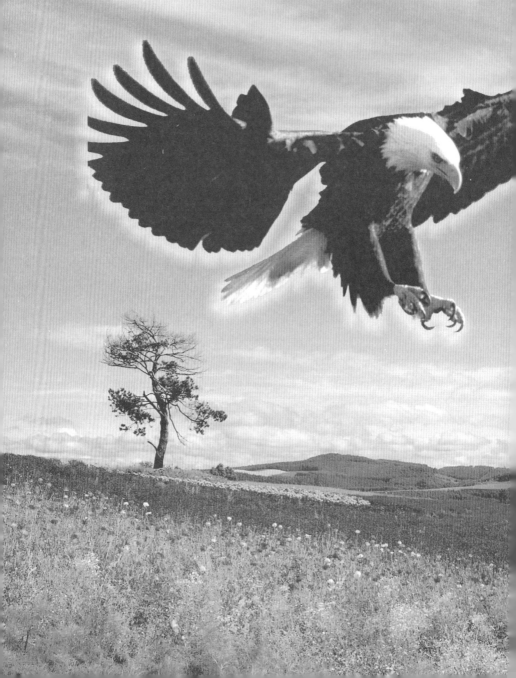

大展好書　好書大展
品嘗好書　冠群可期

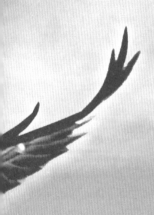

大展好書　好書大展

品嘗好書　冠群可期